千金方

五脏六腑养生智慧

易磊 主编

中国科学技术出版社
·北京·

图书在版编目（CIP）数据

千金方五脏六腑养生智慧 / 易磊主编. -- 北京：
中国科学技术出版社，2024.6
ISBN 978-7-5236-0488-5

Ⅰ.①千… Ⅱ.①易… Ⅲ.①《千金方》—养生（中
医） Ⅳ.①R289.342

中国国家版本馆CIP数据核字（2024）第042137号

策划编辑	崔小荣　卢紫晔
责任编辑	王晓平
封面设计	杜美萱
正文设计	华图文轩
责任校对	邓雪梅
责任印制	李晓霖

出　　版	中国科学技术出版社
发　　行	中国科学技术出版社有限公司
地　　址	北京市海淀区中关村南大街 16 号
邮　　编	100081
发行电话	010—62173865
传　　真	010—62173081
网　　址	http：//www.cspbooks.com.cn

开　　本	710 mm×1000mm　1/16
字　　数	183千字
印　　张	14.75
版　　次	2024 年 6 月第 1 版
印　　次	2024 年 6 月第 1 次印刷
印　　刷	北京瑞禾彩色印刷有限公司
书　　号	ISBN 978-7-5236-0488-5/R・3187
定　　价	56.00 元

编 委 会

主　　编： 易　磊

副 主 编： 刘　乐　　赵翔凤

编写人员： 王国防　　王雷防　　牛林敬

杨亚飞　　杨承清　　皮洪琼

勾秀红　　杨同英　　王　振

李宪广　　张熠哲　　谢姝婧

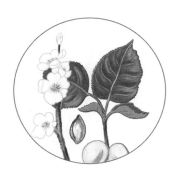

灾有百病，贵有千方

"人命至重，有贵千金，一方济之，德逾于此。"《千金方》是我国最早的"医学百科全书"，从中医学基础理论到临床各科，理、法、方、药样样齐备，被后人称为"方中之祖"，为唐代医学家孙思邈所著。

孙思邈自幼聪颖好学，敏慧强记，人称"神童"，后世称"孙真人"，尊之为"药王"。时值中年，孙思邈开始潜心钻研唐以前历代医家的著作，如《素问》《甲乙》《黄帝针经》等，对人体的五脏六腑、十二经脉、表里孔穴等均进行了深入细致的研究。他熟读经典，探究医理，鄙弃仕途，在道家和佛家思想的影响下，离开家乡，先后到太白山和长安以南的终南山隐居数十年。在此期间，他利用久居山林的时间，钻研并整理记载了大量药物识别、采集、炮制、储存等方面的丰富知识。在长年为方圆数百里内百姓治疗各种疾病的实践中，他将所学的医学理论与临床实践融会贯通，系统总结了《内经》《难经》和《伤寒杂病论》中对七窍病的认识和防治经验，并做了进一步的阐述。

孙思邈晚年把主要精力用于著书立说，著成《千金要方》30卷。据记载，后又著成《千金翼方》30卷，以补《千金要方》之遗，较全面地

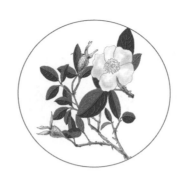

总结了自上古至唐代的医疗经验和药物学知识，丰富了中医学的内容。《千金方》将基础、病因、病机、方药、针灸、按摩等诸多方面的医药知识融为一体，涵盖了医德、医学教育、治疗原则、诊断、处方、用药、妇、儿、五官、内、外、急救等，以及食疗养生、房中、脉法、针灸、按摩等，总计232门，医方4300首；其医论、医方系统地总结了自《黄帝内经》以后至唐初的医学成就。时至今日，书中很多内容仍有极高的学术价值，具有指导作用，确实是价值千金的中医瑰宝。

秉承医典之养生大道，《千金方五脏六腑养生智慧》以五脏六腑为基本脉络，在介绍基本生理、病理病机的基础上，结合实热、虚寒等证的脏腑问题，从中医的角度合理予以整理。尤为可贵的是，本书立足现实生活，从为医者、患者考虑的角度出发，在听取多方专家意见和建议的基础上，对原书中那些配药繁多、操作复杂的处方进行了必要的删减，将方剂原料的用量全部换算成了现代的克、毫升等剂量单位，同时将原文整理成通俗易懂的白话文，更贴近现代生活，更能满足读者的需求。此外，本书还从健康养生的角度出发，结合孙思邈博大精深的医学造诣，对五脏六腑在情志、经络、食疗等方面的常规保健也进行了精心编排，以使读者从中获益更多。

生命诚可贵——千金不换，方药价不高——物有所值，《千金方五脏六腑养生智慧》则兼而有之——通俗实用。

编 者

2024年2月

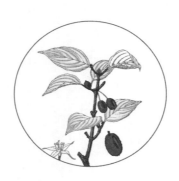

目　录

千金方五脏六腑养生智慧

第六章

大肠与小肠：若要长生，肠要常清

第七章

膀胱与三焦：及时疏通，百病不生

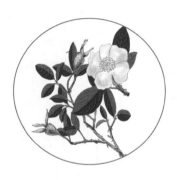

第一章

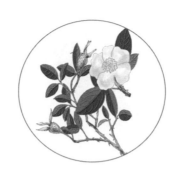

心脏：养生先养心，
心康则寿长

心为神之舍、血之主、脉之宗，被中医称为"君主之官"。心脏的功能决定了人体的血液循环和精神思维活动。也就是说，心脏在人体中起统摄全局的作用。如果一个人的心脏不健康，即使呼吸正常，也会"六神无主"。因此，养护好心脏，不仅关系到我们的身体健康，也关系到我们的精神健康。

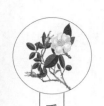

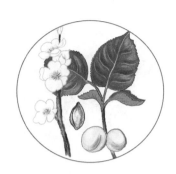

第一节　药王善治心脏病

　　一提到心脏疾病，很多人就会感到紧张，好像它是特别严重的疾病。甚至有人认为，患上这种疾病，即使不死，也好不到哪儿去。其实，这种认识是错误的，心脏病并不可怕。1000多年前的《千金方》就已经对心脏病经有了很深入的解读，并从中医的角度对其进行辨证论治，采用了不同的中药方剂，对保养心脏有很大的帮助。

心虚证指由心气、心血不足，心阳虚衰所致的症候。《千金要方》卷十三曰："病苦悸恐不乐，心腹痛难以言，心如寒，恍惚，名曰心虚寒也。"心受了寒邪，患者心中好像吃了蒜末一样，严重者心痛彻背，背痛彻心，好像患有蛊注。可兼见喜悲易愁、冷汗出等症。传统中医学认为，心虚证大致可分为以下两种情况。

1. 心阳虚

心阳虚的特点为心中空虚、周身怕冷，其症状表现为面色白、形寒肢冷、沉静少言、自汗、心悸、气喘、动则尤甚、舌质淡、苔薄白、脉弱虚大。治宜补益心气、温助心阳。

2. 心阴虚

心阴虚的特点为虚烦心悸、多梦少寐，其症状表现为面色无华、手足心热、心烦健忘、盗汗、舌尖红、少苔、脉细数。治宜滋阴清热、养血安神。

另外，临床上经常会遇到心阴阳两虚的患者，应当阴阳双补，可选用十全大补汤等。孙思邈在《千金要方》中根据心虚证的不同症状，分别开出了不同的中药方剂，下面我们列出来以供大家参考。

方一 大补心汤

【组成】黄芩、附子各3克，甘草、茯苓、桂心各9克，石膏、半夏、远志各12克，生姜18克，大枣20颗，饴糖48克，干地黄、阿胶、麦门冬各9克。

【用法】将以上诸药切碎，用水3000毫升煎煮，取汁1000毫升，入饴糖，分4次服用。

千金方五脏六腑养生智慧

此方为养心安神方，主治由虚损不足、心气亏弱而致的心悸、胡言乱语、四肢消损、心气不足、面色无华等。

方 二 补心丸

【组成】当归、防风、芎蒡、附子、芍药、甘草、蜀椒、干姜、细辛、桂心、半夏、厚朴、大黄、猪苓各3克，茯苓、远志各6克。

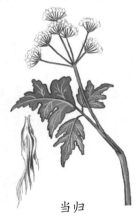

当归

【用法】将以上诸药研为细末，用蜜调和，制成梧桐子大小的丸，每次用酒服5丸，每日3次。

此方为养心安神方，主治由脏气虚乏而致的时时恐惧，如梦魇状以及女子产后诸病、月经不调等。若服后不愈，可逐渐加量至10丸。若冷极，可加热药。

方 三 茯苓补心汤

【组成】茯苓12克，桂心6克，大枣20颗，紫石英3克，甘草6克，人参3克，赤小豆14粒，麦门冬9克。

【用法】将以上诸药切碎，用1400毫升水煎煮，取汁500毫升，分3次服用。

此方为养心安神方，主治由心气不足而致的善悲恚怒、衄血面黄、五心烦热，或独语而不知觉、咽喉痛、舌本强、冷涎出、喜忘多恐、坐卧不宁以及女子崩漏下血、面色红赤等。

方四 半夏补心汤

【组成】半夏18克，宿姜15克，茯苓、桂心、枳实、橘皮各9克，白术12克，防风、远志各6克。

【用法】将以上诸药切碎，用2000毫升水煎煮，取汁600毫升，分3次服用。

主治

此方为温补心阳方，主治由心脏虚寒而致的心中胀满、悲忧不乐等。

◆ 心实热证

心实热即指心经实热。因实热、痰火犯上所见的邪气盛实的症候。《千金要方·心脏》曰："左手寸口人迎以前脉实者，手少阴经也，病苦大便不利，腹满，四肢重，身热，名曰心实热。"《本草经疏》记载："心实，即实火实热证。谵语，属心家邪热；舌破，属心火；烦躁，属心家邪热及心火内炎；自笑，属心家有热邪；发狂，属心家有邪热甚。"治宜清泄心经热邪。传统中医学认为，心实热证大致可分为以下4种情况。

1. 心火上炎

心火上炎的特点为口渴心烦、舌体溃疡。症状表现为面色红润、心悸烦躁、口渴、寐时不安、尿黄、舌质红、苔黄、脉数。治心火上炎宜泄热导赤、清心安神。

2. 饮邪阻遏

饮邪阻遏的特点为胸闷心悸、不得平卧。症状表现为两颧紫暗、畏寒、背冷、头晕、胸闷、喘满、下肢水肿、舌质淡、舌体胖而有齿痕、舌苔白腻、脉沉细滑。治饮邪阻遏宜温助心阳、益气逐饮。

3. 痰火扰心

痰火扰心的特点为烦热躁动、时时动悸。症状表现为面色红

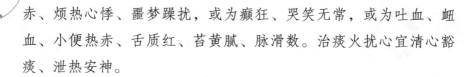
赤、烦热心悸、噩梦躁扰，或为癫狂、哭笑无常，或为吐血、衄血、小便热赤、舌质红、苔黄腻、脉滑数。治痰火扰心宜清心豁痰、泄热安神。

4.心血瘀阻

心血瘀阻的特点为悸惕心疼、痛楚不安。症状表现为面色清白、唇甲青紫、胸部刺痛、剧则汗出，舌质暗红、紫斑、少苔、脉细涩。治心血瘀阻宜活血化瘀、理气活络。

孙思邈在《千金要方》中针对心实热的不同症状，分别开出了如下方剂。

方一　竹沥汤

【组成】淡竹沥200毫升，生地黄汁200毫升，石膏24克，芍药、白术、栀子仁、人参各9克，知母、茯神、赤石脂、紫菀各6克。

【用法】取后10味药分别切碎，用800毫升水煎煮，取汁540毫升，去渣，加入淡竹沥、生地黄汁再煎，取汁600毫升，分3次服用。

主治

此方为清心安神方，主治由心脏实热而致的惊梦不宁、恐惧不安、喜怒无常等。

方二　茯神煮散

【组成】茯神、麦门冬各45克，通草、升麻各3.75克，紫菀、桂心各2.25克，知母3克，赤石脂5.25克，大枣20颗，淡竹茹20克。

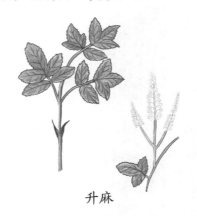

升麻

【用法】将以上诸药切捣并过筛为粗散，每取1克以布帛包裹成药裹，用500毫升井花水进行煎煮，时时搅动药裹，取汁180毫升，一次服完，每天2次。

主治

此方为清心泻热方，主治由心脏实热而致的口中干渴、心烦、睡眠不宁等。

方三 石膏汤

【组成】石膏48克，地骨皮15克，栀子仁21颗，淡竹叶10克，茯苓9克，小麦54克，香豉16克。

【用法】将以上诸药切碎，先取小麦、淡竹叶用3000毫升水煎煮，取汁1600毫升，入其他药再煎，取汁400毫升，去渣，分3次服用。

主治

此方为清心泄热方，主治由心脏实热而致的呕吐、吐而不出、烦闷不安、气息喘急、头痛等。

方四 泻心汤

【组成】人参3克，半夏9克，黄连6克，黄芩、甘草各3克，干姜45克，大枣12颗。

【用法】将以上诸药分别切碎，用1600毫升水进行煎煮，取汁500毫升，分3次服用。

主治

此方为和中止痢方，主治老人小儿下痢、水谷不化、肠中雷鸣、心下痞满、干呕不安等，也可用于治疗霍乱。

【加减】如果患者有寒，可加附子1颗；如果呕吐，可加橘皮3克；如果干渴，可加栝楼根6克；如果感到疼痛，可加当归3克；如果患者有客热，以生姜代干姜。

◆ 胸 痹

《千金要方·心脏》说，患上胸痹病的人，会心中坚满、痞急、疼痛，肌肉疼痛不堪、绞急如有针刺、不能仰俯、胸前皮肉都痛、手不能触摸、胸中满、气短、咳嗽吐口水都会牵引生痛、咽喉滞塞不通、发痒、喉中干燥、时时想呕吐、烦闷、自汗，或者彻引背痛。不治的话，几天就会丧失性命。

传统中医学认为，胸痹是以胸部憋闷、疼痛，甚则胸痛彻背、气短、喘息不得卧等为主要表现的病症。此病多由忧思恼怒、肝郁气滞、瘀血内阻；或饮食失节、损伤脾胃、聚湿生痰、闭阻心脉；或素体阳虚、感受寒邪、寒凝心脉；或久病不愈、房劳伤肾，进而损及心之阴阳；或劳倦伤脾、生化无源、气血不足、心失所养等引起。胸痹常见症状主要有以下7种。

1. 气滞心胸型胸痹

此症表现为心胸满闷、隐痛阵发、痛有定处、时欲太息，遇情志不遂时容易诱发或加重，或兼有脘腹胀闷、苔薄或薄腻、脉细弦。治宜疏肝理气、活血通络。

2. 痰浊闭阻型胸痹

此症表现为胸闷重而心痛微、痰多气短、肢体沉重、形体肥胖，遇阴雨天易发作或加重，伴有倦怠乏力、纳呆便溏、咯吐痰涎、舌体胖大且边有齿痕、苔浊腻或白滑、脉滑。治宜通阳泄浊、豁痰宣痹。

3. 寒凝心脉型胸痹

此症表现为卒然心痛如绞、心痛彻背、喘息不得平卧，多因气候骤冷或骤感风寒而发病或加重，伴形冷，甚至手足不温、冷汗不出、胸闷气短、心悸、脸色苍白、苔薄白、脉沉紧或沉细。治宜辛温散寒、宣通心阳。

4.心血瘀阻型胸痹

此症表现为心胸疼痛、如刺如绞、痛有定处、入夜为甚,甚则心痛彻背、背痛彻心,或痛引肩背,伴有胸闷、日久不愈,可因暴怒、劳累加剧。舌质紫暗,有瘀斑,苔薄、脉弦涩。治宜活血化瘀、通脉止痛。

5.气阴两虚型胸痹

此症表现为心胸隐痛、时作时休,心悸气短、动则益甚,伴倦怠无力、声息低微、面色白、易汗出、舌质绛红、舌体胖而边有齿痕、苔薄白、脉虚细缓或结带。治宜益气养阴、活血通脉。

6.心肾阴虚型胸痹

此症表现为心疼憋闷、心悸盗汗、虚烦不寐、腰膝酸软、头晕耳鸣、口干便秘、舌红少津、苔薄或剥、脉细数或促代。治宜滋阴清火、养心和络。

7.心肾阳虚型胸痹

此症表现为心悸而痛、胸闷气短、动则而甚,自汗、面色白、神倦怯冷、四肢欠温或肿胀、舌质淡胖、边有齿痕、苔白或腻、脉沉细迟。治宜温补阳气、振奋心阳。

孙思邈在《千金要方》中针对胸痹的不同症状,给出了不同的方剂进行治疗。

方一 通气汤

【组成】半夏24克,生姜18克,橘皮9克,吴茱萸40枚。

【用法】将上药切碎,用1600毫升水煎煮,取汁600毫升,分3次服用。

主治

此方为肃肺降逆方,主治胸满、气短、噎塞等症。

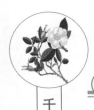

方二 茯苓汤

【组成】茯苓9克，甘草3克，杏仁50颗。

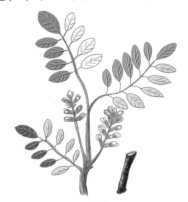

甘草

【用法】将以上3味药切碎，用2600毫升水煎煮，取汁1200毫升，去渣，分6次服用，每天3次。

主治

此方为肃肺降逆方，主治胸中气塞、短气等症。若服后不愈，可继续服用。

方三 细辛散

【组成】细辛、甘草各6克，枳实、生姜、白术、栝楼实、干地黄各9克，桂心、茯苓各6克。

【用法】将以上诸药切捣碎，并过筛为散末，每次用酒服下1克，每日3次。

主治

本方为散寒止痛方，主治胸痹，症见胸痛彻背、短气等症。

方四 枳实薤白桂枝汤

【组成】枳实12克，厚朴9克，薤白48克，栝楼实1枚，桂枝3克。

【用法】将上药分别切碎，用1400毫升水煎煮，取汁500毫升，分2次服用。

主治

本方为通阳散结，祛痰下气方。主治胸痹，症见心胸痞结不舒、胸满等。

◆ 心腹痛

寒气突然侵袭五脏六腑，就会导致突然发作心痛胸痹。人如果受了寒邪，轻微的会咳嗽，严重的则发痛下泻。五脏有病，病气逆于心而致的心痛称作厥心痛。厥心痛牵引后背，则容易使人发狂，好像有什么东西从后面刺激心脏，身体伛偻的，是肾心痛；厥心痛，同时又腹部胀满，心痛厉害的，是胃心痛；厥心痛，好像用针锥刺心脏，心痛更厉害的，是脾心痛；厥心痛，脸色苍白如死灰，终日不能叹息一声的，是肝心痛；厥心痛，如果睡卧时从心间发痛，且有所动作就痛得更厉害，而且脸色不变的，是肺心痛。患蛔心痛的，心腹中疼痛发作，有肿物聚集一团并上下移动，时而疼痛时而停止，腹中发热，爱流口水，这是由蛔咬所致。孙思邈在《千金要方》中根据心腹痛的不同症状，开出了以下方剂。

方一 增损当归汤

【组成】当归、升麻各9克，黄芩、朴消、桔梗、柴胡各12克，芍药4.5克。

【用法】将以上诸药切碎，用1600毫升水煎煮，取汁500毫升，分2次服用。

主治

此方为和中止痛方，主治蛔心痛，症见心腹疼痛发作，时发时止，肿聚上下游移，并见多热、涎出等。

方二 高良姜汤

【组成】高良姜15克，厚朴6克，当归、桂心各9克。

【用法】将以上诸药切碎，用1600毫升水煎煮，取汁360毫升，分为3服，体质强壮者分为2服，每日2次。

主治

本方属于散寒止痛方，主治突发心腹绞痛如针刀所刺、两胁支满烦闷不可忍。

方三 桂心三物汤

【组成】桂心6克，胶饴24克，生姜6克。

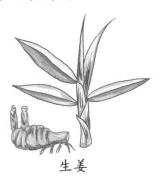

生姜

【用法】将以上桂心、生姜两味药分别切碎，用1200毫升水煎煮，取汁600毫升，去渣，入胶饴烊化，分3次服用。

主治

本方属于温阳行气方，主治由心中痞塞以及诸气上逆而致的心下悬痛。

方四 乌头丸

【组成】乌头0.75克，附子、蜀椒各1.5克，赤石脂、干姜各3克。

【用法】将以上诸药研成细末，用蜜调和，制成麻籽大小的丸，每顿饭前服3丸，每日3次。

主治

本方属于散寒止痛方，主治心痛彻背、背痛彻心。若服后不愈，可依病情逐渐加量。

方五 温中当归汤

【组成】当归、人参、干姜、茯苓、厚朴、木香、桂心、桔梗、芍药、甘草各6克。

【用法】将以上诸药分别切碎，用1600毫升水煎煮，取汁600毫升，分5次温服，每日3次。

主治

本方属于温中止痛方，主治蛔心痛，症见心腹疼痛发作，时发时止，肿聚上下游移，并见发热、涎出者。若患者不耐木香，可用犀角3克代替。

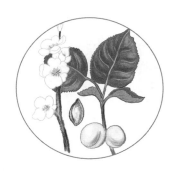

第二节　心脏的常规保健

　　心脏是人体维持正常生命活动的"命根子"，也是人体最"辛苦"的器官，因为它昼夜不停地工作。人体的五脏中，肾有两个，一个出了问题还有另一个；肝脏、肺脏都有两叶，唯独心脏只有一个。所以，心脏至为宝贵，也最辛苦。可见，养心就是保命，做好心脏的养生保健工作，是保持健康的头等大事。

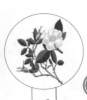

◆ 心气不足，脏腑不和

在人的五脏六腑当中，心贵为帝王，至高无上，好像不受谁的管辖。但是心脏这个"帝王"归元气管辖，而元气又藏于肾。所以，由元气大伤造成的心脏病，归根到底是肾出现了毛病。

元气大伤导致的心脏病主要有两种表现：第一种是心脏期前收缩，另一种是心脏间歇。

正常心脏的跳动是比较规律的，各次心跳间隔时间基本相等。期前收缩从脉象上来看，会出现突然提前的心跳，即"突、突、突"跳得特别快的现象。生活中，很多人都会有心脏期前收缩的现象。期前收缩意味着人的元气开始不足了。元气十足的身体比较强壮有力，心脏的跳动就像给自行车打胎气时，可以一鼓作气，一管子打到底一样；而当人体元气不足时，身体就没劲了，也就是我们常说的少气无力，这时再给自行车打胎气，往往通过加速的方式，也只能打进半管气，这种加速的方式就有点像心脏期前收缩。所以，当我们发现心脏有期前收缩现象时，就说明我们身体的元气不足了。

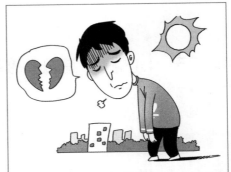

元气大伤造成的心脏病，归根到底是肾出现了毛病。

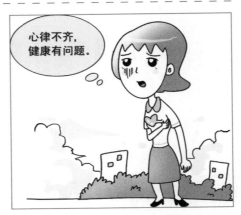

心脏间歇也可以用打自行车胎气来作比喻，就相当于打了一下胎气后再打半下，就需要歇一下。心脏间歇如果没有规律，表明患者的身体状况大体还可以，心脏间歇会慢慢地消失；心脏间歇如果有规律，则说明心脏问题有点严重，需要格外注意了。

◆ 食养心脏，不上火

心脏的各种病症，多由病邪内侵，或痰迷心窍、水饮凌心，或气滞血瘀，或心气心血不足所致。心病的治疗有清心泻火、清心开窍、清心豁痰、滋阴降火、养心安神、益气补血及活血化瘀等法。心病的发作初期，不影响正常生活，多隐藏于内心深处，平时不易察觉，只是会在空余之时感叹，或开心，或郁闷；严重时，茶饭不思、食寝不安。心病这玩意儿，确实很麻烦，去想吧，难受；不去想吧，心里老痒痒，抓不到，挠不着。一件事因为没做好，或者没有希望做好，可以成为心病。最后的结果离当初设想的结果相距甚远，于是成为一种心病；或者对一个仰慕的人、一个倾心的人、一个喜欢的人，可遇而不可求，相见恨晚，有缘无分，都很容易形成一种心病，相思病就是最典型的例子。一句话，也可以成为心病，一句无关痛痒的话、无心之话、玩笑之话，都有可能说者无意，听者有心。此种情况，极易形成急性心病，其后可能很快缓解，或者转为慢性……

其实，心病也没有想

营养美食，快乐中食养心脏。

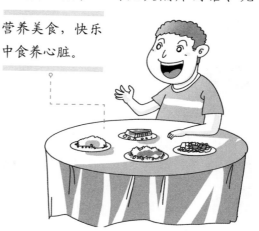

象的那么可怕，日常生活中的食物就可以对其治疗。下面，作者精选了几例《千金要方》中的食疗方剂供患者使用。

风湿性心脏病的食疗方剂

方一 党参炖猪心

【组成】猪心1个，党参粉5克，琥珀粉5克。

【用法】先将猪心的血水洗净，放入砂锅中，加入琥珀粉、党参粉、水，小火炖熟，调味后吃肉喝汤。隔天1剂，连服数剂。

主治

本方具有补气养血、安神镇静的作用，适用于风心病，日久不愈、气血亏虚者。

方二 参桂粥

【组成】人参3~5克（或党参15~30克），桂枝6克，红枣10颗，粳米100克，白糖适量。

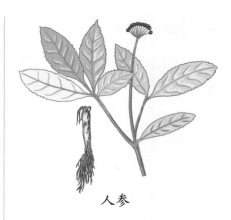

人参

【用法】先把人参、桂枝、红枣共煎，沸后用小火煎取浓汁，分2份与粳米煮成粥，调入白糖服用。每日1次，供早餐食用。

主治

本方具有温补心阳的作用，适用于风心病阳虚水泛证。

方三 干姜粥

【组成】干姜15克，粳

米100克，茯苓20克，红糖适量。

【用法】先将干姜水煎取汁或捣成糊状，茯苓研粉。再煮粳米，沸后入茯苓粉和姜汁，煮成粥即可。可作早晚餐食用。

主治

本方具有温阳利水的作用，适用于风心病阳虚水泛证。

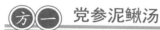

冠心病的食疗方剂

方一　党参泥鳅汤

【组成】活泥鳅100克，党参20克。

【用法】将泥鳅去头尾洗净，加入少许盐及姜，腌制15分钟。锅内放油烧七成热，入泥鳅炒至半熟，加入党参、适量清汤，同炖至熟烂，加入姜末、盐、葱花、味精调味即可。佐餐食用。

主治

益气扶阳，健脾利湿，适用于冠心病患者。

方二　灵芝三七山楂饮

【组成】灵芝30克，三七

粉4克，山楂汁200毫升。

【用法】先将灵芝放入砂锅中，加适量清水，微火煎熬1小时，取汁，入三七粉和山楂汁即成。每日1剂，早晚各1次，服前摇匀。

主治

益气活血，通脉止痛，适用于冠心病患者。

方三　人参银耳汤

【组成】人参5克，银耳10~15克。

【用法】银耳用温水浸泡12小时，洗净。人参去头，切成薄片，入砂锅中，用文火煮熬2小时，再加入银耳熬1小时即可。每日1剂，饮汤食银耳，分2次食完，连用10~15日。

治疗其他类型心脏病的食疗方剂

方一 桂圆枣仁茶

【组成】茯苓10克，桂圆肉15克，酸枣仁30克。

【用法】将以上诸味共煮成汤，去渣后，加入泡发的银耳30克、适量冰糖，当茶饮之。

主治

适合心神不宁、睡眠不佳、心律不齐、四肢微肿的患者。

方二 山药炖腰花

【组成】猪腰500克，山药30克，当归10克，党参20克，酱油、葱、姜、油、盐适量。

【用法】将猪腰切开，去网膜、导管，放入山药、当归、党参炖熟。取出待凉，切

主治

益气补血，生津宁神，适用于冠心病患者。

成腰花，淋上调料。每天1剂。

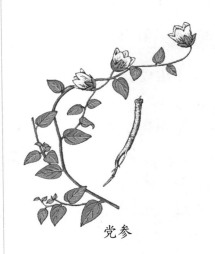

党参

主治

益气养血，对面色苍白、心悸、气短、汗出、脉细的症状有疗效。

方三 猪肉淮山药汤

【组成】淮山药20克，猪瘦肉50克，枸杞子10克。

【用法】将配料用水煮熟食用，每天1剂。

主治

益气养血，对面色苍白、心悸、气短、汗出、脉细的症状有疗效。

方四 生鱼冬瓜汤

【组成】鲜鱼350克，冬瓜500克，葱白7根，大蒜5瓣。

【用法】将鲜鱼去杂，洗净。冬瓜去皮、瓤，切块。将鱼、冬瓜加葱白、大蒜用水煎熟。每天1剂。

主治

温阳利水，对面色痿暗、咳嗽喘息、面部浮肿等症状有疗效。

◆ 喜过伤心之恐胜喜

大家都知道水火不相容的道理，也就是五行中说的"水克火"。恐在肾，属水性；而喜在心，属火性。一个人在正常情况下，喜则心康泰，悦则神清爽，喜悦之情可以使气和志达。用中医的观点来看，就是营卫通利、身清志爽。但如果失常，狂喜暴喜则会伤及心身。成语"得意忘形"，实际上也是在说一个人因为大喜而神不藏，不能控制形体活动的生理现象。这就是中国人经常说"乐极生悲"的道理所在。

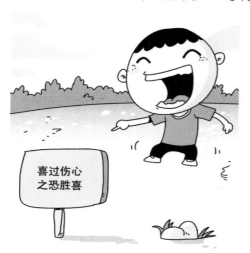

喜过伤心之恐胜喜

那么，出现上面的问题时，我们该怎么办呢？治疗的方式就是"恐胜喜"。什么意思呢？就是"以恐惧死亡之言怖之"，说得明白点，就是吓吓过喜患者，让其从那种欣喜若狂的病态中解脱出来，不再因为情感、癔症等而手舞足蹈。对于这一点，我们印象最深刻的就是范进中举。范进中举后，狂喜而"疯"，还是他那个杀猪的岳父当头棒喝将其疗治，从而恢复了正常。范进平素颇畏岳父之威，遂收当头棒喝而获神志清爽之效。这虽属小说构思，却十分合乎恐胜喜之医理。

无独有偶，《续名医类案》记载，李某的父亲因得知儿子考中进士，喜过了头而患了笑病，日夜大笑不止10余年。太医叫李的家人假称其子已死。患者听说儿子死了，"恸绝几殒，如是者十日，病渐瘳"。可见，喜伤心，过度喜悦、高兴可令人心气涣散、神思恍惚、健忘、嬉笑不休等。所以，那些做股票的也好，做收藏的也好，更多的是要看重其本身的文化内涵。这样不仅有益于身心，还可以培养一种情感，使自己的内心充实。否则，赔了自然少不了伤心；就是赚钱了，也会因为突然大发横财，高兴过度而伤心。

从病理上来看，中医认为"喜则气缓"，就是前面提到的，过喜而神不守，心气涣散。以企业的团队为例，一个团队如果人心不齐，那么这个团队解散是迟早的事情，因为这样的团队不可能有好的业绩，所以事业不举。而对于一个人而言，如果心气涣散了，健康也就处在被伤害的边缘，精神不集中，好像做什么都不往心里去，很是恍惚；甚至稍稍有那么点"神经"问题，表现出嬉笑不休的样子，处于一种心神癫狂的状态。

◆ 午时气血盛，宜养心

　　午时，指一天中的11:00—13:00，午时气血流注于心经。就像流水作业一样，气血到了心经，心经自然就要接应，所以此时是心经当令。这个时段，如果你有心痛、口渴、咽干、目黄、胁痛等症状，可以考虑是不是心经的循行受到了影响。

　　中医认为，心为"君主之官，神明出焉"，而午时正是一阴生，阴气与阳气交汇的关键时刻，正所谓"阴阳相搏谓之神"。心与肾交汇的程度越高，人的精神就会越好，所以很多健身者都会借此大好时机练"子午功"，以便利用子时和午时天地气机转化来颐养身体。练子午功到底有什么好处呢？其主要是借助了天机的能量让心肾相交。具体来说，心为火在上，肾为水在下。我们都知道，火往上飘，而肾水往下行。这样就形成了心火可以暖肾，肾水可以让心火不至于太过，心肾得以相互交汇。

　　当然，"子午功"的修炼达到心肾相交是需要一定能量的。

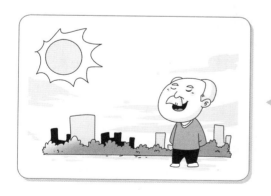

午时是阴气与阳气交汇的关键时刻，此时阳气最盛，阴气初生，阴长阳消，练"子午功"是养心护心的好时机。

所以，对气血不是特别强的一般人来说，基本上没有足够的能量去承接这种交汇之气，也就不可能借用天机来满足身体的这种运化。是不是就只能让其白白地流失呢？自然不是，这里建议用睡觉的方式以应"心肾相交"。需要强调的是，即使刚开始睡不着，闭目养神也会非常有效果，因为你睡觉的那一瞬间就是心肾相交之时。再说，只要坚持，生物钟就会渐渐地调节过来。

中华传统文化认为，午时的调养也可以从属相上看出一些门道。午属相为马，通常人们都有烈马倔驴之说。对待驴，我们不能过多地抽打它。因为驴属于土地之性，你越抽它，它就越不动、越蹶，所以中国文化里面有"顺毛驴之说"。对于驴，更多的是要哄着，否则它就"撂蹶子"，这就像肾水需要分散到各处一样；而马就不一样，属火、有烈性，跟生命不息、运动不止的心一样，更多的是要养。

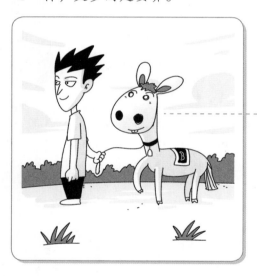

午属相为马，跟生命不息运动不止的心一样，需要精心养。

其实道理很简单，夜半子时为阴阳大会，水火交泰之际，这个时候称为"合阴"，即"日入阳尽，而阴受气，夜半而大会，万民皆卧，命日合阴"。因为"子、午"之时是人体经气"阴阳交合"的时候，是一天中阴气最重的时候，所以在这个时候最容易入睡，不仅可以应承天地阴阳转换，而且睡眠质量也最好。"阴气盛则寐"说的也是这个道理。从这个角度来说，如果我们失眠，则应该多考虑是否由心肾阴阳失调形成的水火不济，导致心肾不交而引起的。建议肾阴虚的人可适当地摄取六味地黄丸之类，而心阴亏的应常吃龙眼肉、桂圆肉、麦冬、百合、莲子、柏子仁等；而肾阳虚的人要吃金匮肾气丸。

◆ 敲心经补益气血

为什么评价一个人是不是好人，总拿心说事儿呢？说一个人好叫这个人"心好"，说其不好也说其"没有良心"，这有什么道理呢？

心在五脏六腑中贵为天子，可见心在人体五脏六腑中有着举足轻重的地位。这就难怪一些人在评定一个人的时候，将"心"当作了一个人重要的代表，评价一个人好与不好就拿心来说。那么，心以何服众，担此大任呢？一方面从功能上讲，心主神明，心正常工作了，一个人的精神就会很"健旺"，反之则会出现"健忘"，甚至还会有惊悸、失眠和癫狂的表现；另一方面，从经络来看，心经始于心中，穿过膈肌，络于小肠，其中一个分支从心系分出，上行于食道旁边，连系于目系的眼球组织，还有一个主要的分支从心系上行至肺，向下处于腋下，沿上臂内侧后缘，走手太阴、手厥阴之后，向下到肘内，沿前臂内侧后缘，到腕后进入手掌，并继续前行沿小指的桡侧出接手太阳小肠经。手少阴经受到扰动，就会导致咽喉发干且心痛的病，干渴思饮。这是臂厥症，主要表现为心生病，症状有目黄、胁满痛、臂内后侧痛、发冷、掌中热痛。

正是这样，如果手臂靠小指侧那条线出现疼痛和麻木，就说明心经可能有些异常了。该怎么办呢？这就看心经什么时候"当班"了。从一天的时辰来看，心经是在中午11:00—13:00"值班"，而这个时辰还是天地气机的转换点。所以，综合来看，做好两件事有利于养心：一是睡觉，二是敲心经。睡觉可以应天地的气机转换，而不去搅动它。至于怎么睡，最好是在吃饭后稍作休息后再睡，在此时段内睡上约莫半小时就好了。

敲心经怎么敲呢？你需要找到"高升点"。比如，敲神门穴（腕横纹尺侧端，尺侧腕屈肌腱的桡侧凹陷处）可以一举两得，既保养了心经，又可以预防失眠，让你在此阶段睡得香；敲少海穴（屈肘，当肘横纹内侧端与肱骨内上髁连线的中点处），则可以改善颈椎压迫肾经引起的上肢麻木；敲内关穴（位于前臂正中，腕横纹上2寸，在桡侧屈腕肌腱同掌长肌腱之间），可以将失常的心率重新恢复正常，还可以对冠心病起到一定的保健作用。所以，别说自己忙，哪怕在等公交车或者在上班的车上，你也可以用2分钟时间给自己揉揉这些穴位。

此外，还可以教你一招，打嗝是日常生活中常见的现象，可以说不是什么大事。但如果你身在职场或者某些特殊场所控制不住打嗝，该怎么办呢？在上司面前打嗝，相信你都会恨自己，怎么免除这样的尴尬呢？其实很简单，你只要用拇指在内关穴上一压一放，就可以止住打嗝。不信，你就去试试。找内关穴的方法是将右手食指、中指、无名指并拢，并将无名指放在左手腕横纹上。这时，右手食指和左手手腕交叉点的中点，就是内关穴。为了确认位置，你可以攥一下拳头，攥完拳头之后，在内关穴上，有两根筋。实际上，内关穴就在两根筋的位置。当然，手少阴心经除了上面提到的神门穴和少海穴，还有7个穴位，即极泉穴、青灵穴、灵道穴、通里穴、阴郄穴、少府穴、少冲穴。

因为经络说到底就是一种气血的运化，所以这里还要提醒大家要防止"子盗母气"。这里的"子盗母气"指脾胃因气不足而借调了心之气，这一点告诉我们什么呢？告诉我们在日常生活中，不要暴饮暴食，不要欢喜过度。暴饮暴食会使脾胃之气耗损过度而借调心气，喜过度则会使心气涣散。心有心的工作，心气不足，心必然会受到伤害。这就像借钱一样，如果你本身钱就不充足（有心脏病），结果还因为人情面子过不去而出借金钱，最后的结果可能就是自己的钱没有多少了，生活变得拮据，身心都受到了影响。

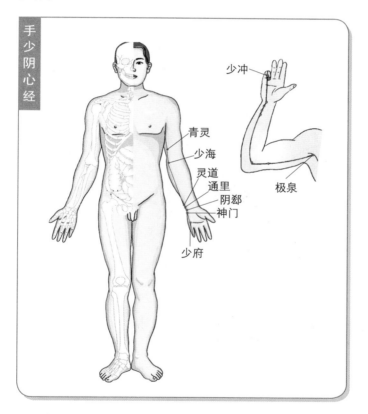

手少阴心经

少冲

青灵
少海
灵道
通里
阴郄
神门

极泉

少府

为什么人们在谈到一件事情的严重程度时，会把"心"和"腹"扯到一起，将其说成是"心腹大患"呢？并有"此乃心腹之患，不除不足以安君心"之类的话呢？这并非偶然，也非巧合。从中医学的角度来看，二者有一种"表里"之亲。由表及里来看，腹指的是小肠，其对应的是手太阳小肠经，属于表；而心指的是心脏，对应手少阴心经，属于里。可见，小肠经和心经在表里的层面上构成了一个整体，所以无论是心经还是小肠经出了问题，都会对相应的部分构成影响。而这两个方面又都处于身体的躯干部分，这里并不是说躯干就比四肢更重要，而是从表到里的这个角度上来讲，说明了"患"存在的深度。所以，心腹之患就是大患。

可别小看这里的表里关系，它给很多疾病蒙上了一层神秘的面纱。比如，临床曾有这样的事情：有一位疑为胃肠穿孔的患者在被推进手术室后，进行术前检查才发现为心脏病发作。只不过因为心脏和小肠的表里关系，发病的时候，表现为腹部疼痛而

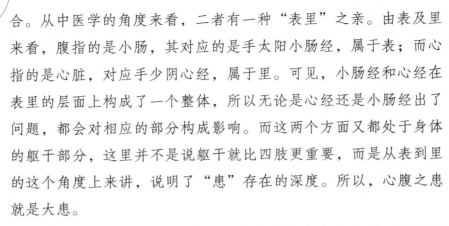

心与腹互为表里，一损俱损，一荣皆荣。

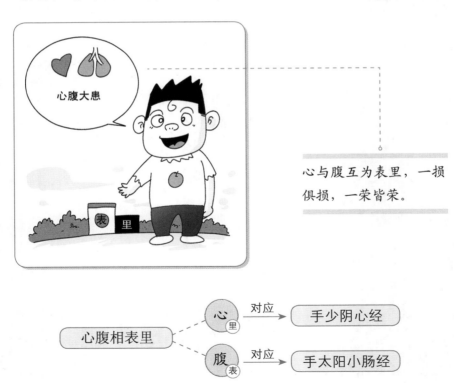

已。此外，心脏病的发作还会表现为背部疼痛、胳膊痛等，有的人甚至还会出现牙痛。而通过将这些疼痛部位的串联，我们就很容易知道，这是小肠经的循行路线，从而预防一些"头痛医头，脚痛医脚"的误诊。

◆ 救心有道，预防猝死

生活中，当遇到心脏性猝死患者时，大多数人的第一反应就是先打120。实际上，第一时间要做的不是打急救电话，更不是背起患者送往医院，而是对患者的胸外按压，然后才是打急救电话，寻求医生的帮助。这绝不是在开玩笑，而是千真万确的急救知识。只有这样，猝死患者才有可能获救。

医学专家认为，临床上最常见的猝死是心源性猝死，即由各种心脏原因引起的。以意识丧失为先导的自然死亡，其中约80%的心源性猝死是由恶性室性心律失常（室性心动过速或心室颤）引起的。因此，一旦怀疑晕倒的患者是心源性猝死时，在请医生或呼叫急救车的同时，别忘了最重要的一点：立刻为患者解除心搏骤停的危急情况。

具体操作是：对准患者的前胸偏左部位（心脏部位）猛击1~2拳。之后，立即触摸患者的颈动脉（颈部两侧），检查是否恢复搏动；若有搏动，证明心跳已恢复；若还是未能恢复，那就要按照规范的心肺复苏法进行抢救。一般来说，只要心跳恢复正常了，心源性猝死患者就度过了最危险的一刻。

心源性猝死患者最典型的症状是两眼上翻、口吐白沫、抽筋、无脉搏，最佳抢救时间是4~6分钟。因此，呼吁人们应该掌握最简单的急救知识，最简单且最行之有效的办法就是对患者胸部猛击和按压，为患者进行心肺复苏。

心肺复苏法指呼吸终止及心跳停顿时，合并使用人工呼吸及心外按摩来进行急救的一种技术。凡溺水、心脏病、高血压、车祸、触电、药物中毒、气体中毒、异物堵塞呼吸道等导致的呼吸终止、心跳停顿，在就医前，均可利用心肺复苏术法保护脑细胞及器官组织不致坏死。下面就为大家介绍心肺复苏法的具体步骤。

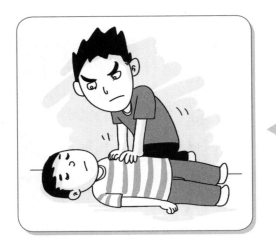

当遇到心源性猝死患者时，最简单且最行之有效的办法就是对患者胸部按压。

第一步：	确保环境安全。
第二步：	判断意识，轻拍并呼唤患者名字。
第三步：	如无意识反应，立即打急救电话并召唤来人。
第四步：	在坚硬的平面上摆好仰卧体位，用压额提颏法打开气道，并清理口腔异物。
第五步：	判断有无呼吸，一看二听三感觉，不超过10秒。
第六步：	没有呼吸，先进行人工呼吸，向气道内吹气2次。

第七步：	胸外按压30次，人工呼吸2次，交替进行。
第八步：	连续5个循环后，检查一次呼吸和脉搏，倒数10秒，前5秒检查呼吸，后5秒检查脉搏和观察循环征象。

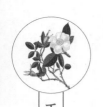
第二章

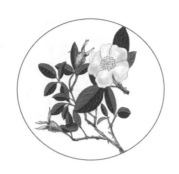

肾脏：肾为先天之本，
养生勿忘养肾

　　肾是人体的"先天之本"，与脾（被称为"后天之本"）相对应。肾主藏精，一是藏先天之精，即父母给予之精；二是藏后天之精，即来源于脾胃的"水谷之精"，这是人体维持生命活动的物质基础。肾精是否充足，决定了人能否长寿。所以，想要颐养天年，就要学会保养我们的先天之本——肾。

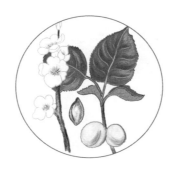

第一节　药王善治肾病

在西医看来，肾病是一种严重危害身体健康的泌尿系统疾病，易反复发作，迁延难愈。特别是当肾病发展到肾功能衰竭时，全身各个系统产生病变时，治疗难度就会增加，严重影响患者的健康，甚至危及生命，给患者和家属带来极大的痛苦和心理负担。为解除肾病患者的苦恼，《千金要方》从中医的角度，为你详细列出了肾病的种类及其疗治方法，让我们一睹为快吧。

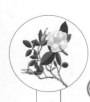

◆ 肾虚寒

肾虚寒是由肾阴亏虚所致。《千金要方·肾脏》说，左手尺中神门之后的脉象为阴虚的，是足少阴肾经阴虚的征象，患者心中烦闷，下肢沉重，足肿不能触地，称作肾虚寒。右手尺中神门之后的脉象为阴虚的，也是足少阴肾经阴虚的征象，患者足胫瘦小脆弱，恶寒，脉象为代脉或绝脉，不相延续，足寒，上重下轻，行走时脚不能着地，小腹胀满，邪气上冲胸引至肋下疼痛，也称作肾虚寒。治宜滋阴补肾、填精益髓或温阳化水、补益下元。

《千金要方·肾脏》针对肾虚寒的不同症状进行辨证论治，开出了下面的中药方剂。

方一 生地黄豆方

【组成】生地黄（取汁）720克，乌头150枚，大豆约60克。

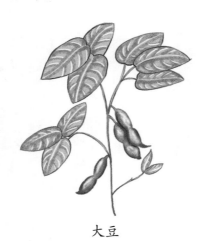

大豆

【用法】将生地黄加适量

水熬煮取汁，取乌头切碎，用3000毫升酒、地黄汁浸泡，绞汁去渣，入大豆再浸……

主治

此方为温补肾阳方，能益气壮阳，使白发变黑，齿落再生，主治痼冷、风眩、寒中、手足冷、胃口寒、脐下冷以及五劳七伤百病。热病患者忌服。

方二　生干地黄散

【组成】生干地黄240克，苁蓉、白术、巴戟天、麦门冬、茯苓、甘草、牛膝、五味子、杜仲各24克，车前子、干姜各15克。

【用法】将以上诸味分别捣碎并过筛为散，每顿饭后用酒服食1克，每日3次。

主治

此方为温补肾阳方，主治由肾气虚寒而致的阳痿、腰背痛、身重缓弱、语音混浊以及阳气顿绝等。

方三　生地黄汁散

【组成】生地黄汁400毫升，生天门冬汁、白蜜各600毫升，羊肾（炙）1具，白术、麦曲各48克，甘草、干姜、地骨皮各24克，桂心、杜仲、黄芪各12克，当归、五味子各9克。

【用法】除生地黄汁、生天门冬汁、白蜜外，将其他药研为细末，入盆中，用生地黄汁、生天门冬汁、白蜜调和捣研，置微火上反复研末，研至汁尽，晒干再研，每次用酒服食1克，每日2次。

主治

此方为温补肾阳方，主治由肾中虚寒而致的腰脊苦痛、行房无力、耳鸣焦枯等。

◆ 肾实热

肾实热是由肾经邪热炽盛所致的病症。《千金要方》卷十九说：肾实热病苦于口舌发干、咽喉肿痛、心烦意乱、胸胁时时疼痛、气喘、咳嗽、盗汗、小腹胀满、腰背强直挛急、体重骨热、小便赤黄、易发怒且健忘、足下热疼、四肢发黑、耳聋，称为肾实热。《脉经》也说，肾实热的人，膀胱胀满癃闭、小腹与腰脊相引疼痛。此病多以口咽干痛、头晕耳鸣为特点，多由阴虚火旺所致，治宜滋阴清热、补肾益髓。

《千金要方·肾脏》关于肾实热的不同症状进行辨证论治，采用了以下中药方剂。

方一 柴胡汤

【组成】柴胡、茯神、黄芩、泽泻、升麻、杏仁各3克，磁石（切碎）12克，羚羊角3克，地黄、大青、芒硝各9克，淡竹叶（切）10克。

【用法】将以上诸药切碎，（除芒硝外）用2000毫升水煎煮，取汁600毫升，去掉药渣，入芒硝，分3次服用。

主治

此方为清肾泻热方，主治肾热，缓解好怒健忘、耳聋、四肢胀满引急、腰背转动强直等症状。

方二 榆白皮汤

【组成】榆白皮、石韦各12克，滑石24克，子芩、通草、瞿麦各9克，冬葵子15

克，车前草10克。

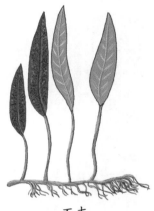

石韦

【用法】将以上诸药分别切碎，先取车前草用2000毫升水煎煮，取汁1800毫升，去掉药渣，入其他药再煎，取汁700毫升，分4次服用。

主治

此方为清肾泄热方，主治由肾热而致的小便黄赤或涩滞不出，色如栀子汁或黄檗汁，每次想小便时阴茎头就疼痛等症。

方二 泻肾汤

【组成】芒硝、大黄、茯苓、黄芩各9克，生地黄（取汁）、菖蒲各15克，磁石24克，玄参、细辛各12克，甘草6克。

【用法】将以上诸药分别切碎，取大黄，用200毫升水在密器中浸泡一夜：除地黄汁、芒硝、大黄外，用1800毫升水进行煎煮，去药渣，取汁500毫升，放入大黄再煎，煎至汁减40～60毫升，去大黄，加入地黄汁再煎一两沸，入芒硝，分3次服用。

主治

此方为清肾泄热方，主治由肾中实热引起的小腹胀满、四肢发黑、耳鸣、耳聋等。

◆ 腰 痛

腰痛指自觉以腰部一侧或两侧疼痛为主的病证，多由外感寒湿、湿热、邪阻络脉；或肾阳虚衰、肾阴不足、经脉失养；或瘀血内结、脉络阻滞所致。因为腰为肾之府，所以腰痛与肾的病理生理密切相关。《千金要方·肾脏》说，腰痛主要有5种原因，一是足少阴肾经发生病变，尤其是十月时，万物阳气都衰弱，易引起腰痛；二是风痹，风寒邪气伤害腰，所以引起腰痛；三是肾虚，过度用肾而损伤肾，因而引发腰痛；四是因从高处跌落而伤腰，引起腰痛；五是因贪凉而睡在地上，被地气所伤，所以腰痛。如果腰疼不止，则会引起腰脊疼痛。

孙思邈针对腰痛的不同致病因素进行辨证论治，采用了以下方剂。

方一 杜仲丸

【组成】杜仲6克，石斛1.5克，干地黄、干姜各22.5克。

【用法】将上药捣碎并研为细末，用蜜调和，制成梧桐子大小的丸，每次用酒送服20丸，每日2次。

主治

此方为温补肾阳方，能补益虚损，主治腰痛。

方二 丹参丸

【组成】丹参、杜仲、牛膝、续断各9克，桂心、干姜各6克。

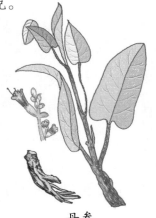

丹参

【用法】将上药分别切碎并研为细末，用蜜调和，制成梧桐子大小的丸，每服20丸，白天服2次，夜间服1次。

主治

此方为温补肾阳方，主治腰痛以及冷痹。

方三 杜仲酒

【组成】杜仲、干姜各12克，萆薢、羌活、天雄、蜀椒、桂心、芎䓖、防风、秦艽、乌头、细辛各9克，五加皮、石斛各15克，续断、栝楼根、地骨皮、桔梗、甘草各3克。

【用法】将以上诸药分别切碎，用8000毫升酒浸泡4天，初次服100毫升，可逐渐加量至140～160毫升，每日2次。

主治

此方为温补肾阳方，主治肾脉逆，小于寸口，膀胱虚寒，症见腰痛、胸中痛等，也可用于治疗少阴腰痛、风痹腰痛、肾虚腰痛等。

方（四） 肾著汤

【组成】甘草6克，干姜9克，茯苓、白术各12克。

【用法】将上药分别切碎，用1000毫升水煎煮，取汁600毫升，分3次服用。

主治

此方为温阳利水方，主治由劳作汗出、衣里湿冷而致的肾著，症见身体沉重、腰中冷如水洗、腰以下冷痛、腹重如带重物等。

◆ 肾 劳

肾劳，为五劳之一。此病多由劳损伤肾所致，证见腰酸痛、小便不利或有余沥、小腹满急、遗精、白浊、阴囊湿痒等。《诸病源候论·虚劳病诸候》曰："肾劳者，背难以俯仰，小便不利，色赤黄而有余沥，茎内痛，阴湿囊生疮，小腹满急。"

《千金要方·肾劳》认为，凡是肾劳病，用补肝气的方法来补益肾，肝旺就会感应到肾。如果人违背了冬季时令之气，就会使足少阴肾经不能伏藏，而肾气沉浊；人顺应冬气就能生存，而逆反冬气就会死亡；顺应它，人体就和谐；逆反它，人体的生理就紊乱。如果人的活动与四时之气相悖，造成生理上的逆阻，就会生病，这叫作关格。针对肾劳的不同症状，孙思邈进行辨证论治，采用了以下药方。

方（一） 生地黄散

【组成】生地黄、萆薢、枣肉、桂心、杜仲、麦门冬各48克。

【用法】将上药分别切碎，用3000毫升酒浸3昼夜，取出药晒干后又浸，如此一直到把酒浸取完，取晒干的药物分别捣筛后制成散药。每次饭后用酒送服1克，每日3次。

主治

此方为滋补肾阴方，主治阴阳失调、伤筋损脉、气息缓弱、气短、遗精滑泄、泻痢、小便赤黄、阴下湿痒等。

方二 栀子汤

【组成】栀子仁、芍药、通草、石韦各9克，石膏15克，滑石24克，子芩、榆白皮各12克，生地黄18克，淡竹叶（切）10克。

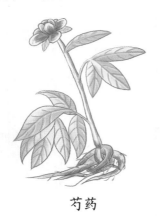

芍药

【用法】将以上诸药分别切碎，用2000毫升水煎煮，取汁600毫升，去药渣，分为3次服用。

主治

此方为利尿通淋方，主治由肾劳实热而致的小腹胀满、小便黄赤、尿有余沥、小便少、茎中痛、阴囊生疮等。

方三 麻黄根粉

【组成】麻黄根、石硫黄各9克，米粉7.5克。

【用法】将上药切捣并过筛为散，外敷患处。

主治

此方为外敷消疮方，主治由肾劳热而致的阴囊生疮。

◆ 补 肾

中医补肾其实很有讲究。要补肾，首先要知道自己是肾阴虚还是肾阳虚。检验自己是肾阴虚还是肾阳虚，一个简单的区分方法是用怕冷还是怕热来辨别。阴虚的大多脸发红、五心烦热；阳虚的则怕冷，四肢发凉，面色苍白。再如，补阳药多是热性药，如附子、肉桂、鹿茸、淫羊藿、肉苁蓉、巴戟天等；补阴药多是甘寒药，主要有石斛、玉竹、山茱萸、枸杞子、女贞子、桑寄生、西洋参等。补阴中成药的代表是六味地黄丸，补阳中成药的代表是金匮肾气丸。同时，由于中医还讲究"阴阳互根"，因此治疗中还要做到"善补阴者，阳中求阴；善补阳者，阴中求阳"。所以，你如果真有肾脏病方面的症状，必须首选懂行的医生，一定要在医生的指导下用药或服用保健品。总之，要科学补肾，千万不可盲目补。

下面是《千金要方·肾脏》针对肾病的不同症状进行辨证论治，采用的中药方剂。这些药方不仅可以补肾气，还可以通治五劳六极七伤等虚损证。

方一 人参汤

【组成】人参、干姜、黄芪、芍药、细辛、甘草（炙）各3克。

【用法】将上药分别切碎，用800毫升水煎煮，取汁360毫升，每次服60毫升。

主治

此方为温阳益气方，能养神补益、长肌肉、增食欲、安利五脏、通血脉、调气。

方二 建中汤

【组成】生姜、芍药、干地黄、甘草、芎䓖各15克，大枣30颗。

【用法】将上药分别切碎，用1200毫升水浸泡一宿，第二天早上添1000毫升水合煎，取汁600毫升，分3次服用。如果没有生姜，取干姜，6克酒浸渍一宿后服用。

主治

此方为补肾益精方，

主治五劳七伤，症见体弱羸瘦、面目黧黑、手足疼痛、久立腰疼、起则目眩、腹中悬急等。服药后，如果患者状态似醉酒，则说明药物见效。

方 三 大建中汤

【组成】甘草6克，人参9克，半夏15克，生姜48克，蜀椒2克，饴糖24克。

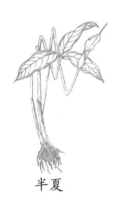

半夏

【用法】将以上药分别切碎，用2000毫升水煎煮，去药渣，加入饴糖烊化，每次服140毫升。如果患者虚劳，可加黄芪3克；如果患者腹痛窘迫，时时欲便，可加芍药、桂心各9克；如果手足厥逆、腰背冷，可加附子1枚。

主治

此方为温中益气方。主治由虚劳而引起的阳气虚乏、水饮内停在胁下、多梦、失精、气短、目视不明、健忘等。

方 四 小建中汤

【组成】大枣12颗，生姜、桂心各9克，甘草3克，芍药18克，胶饴24克。

【用法】将以上药分别切碎，用1600毫升水煎煮，取汁600毫升，去药渣，加入胶饴烊化，分3次服用，每次服200毫升，每日3次。呕吐者禁服。

主治

此方为缓中益气方，主治由五劳七伤所致的少气乏力、行动则喘、两胁胀满、腰背强痛、面色无华、小便赤黄、尿有余沥等。

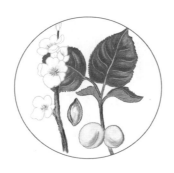

第二节　肾脏的常规保健

中医认为，肾为先天之本、生命之根，肾中精气的强弱决定着人的生长快慢与体质强弱。现代研究认为，肾气与人体免疫功能有着密切的关系。壮腰先健肾，肾好身体好。因此，平时要注意肾的保养，尤其是冬季养肾，不仅能增强人体抵御寒冷的能力，还可提高人体的免疫力和抗病力，延缓衰老。

◆ 身体的补肾信号

《黄帝内经·六节藏象论》云："肾者，主蛰，封藏之本，精之处也，其华在发，其充在骨，为阴中之少阴，通于冬气。"意思是说肾主蛰伏，是封藏精气的根本，为精所居。其充养在骨，因为肾居下焦属阴，其功能特性以藏精为主。这一点与冬季养藏相应，故少阴当作"太阴"。

1.长期失眠

如果你经常失眠，而且试过无数种方法，你都摆脱不了失眠的困扰，甚至形成了这样的睡眠习惯：吃药睡觉，不吃药数数。中医认为，这种情况是由肾阴虚造成的。肾阴虚则虚火内扰，让人烦躁；心肾不交则会导致失眠、健忘。另外，紧张的情绪、房事过度，或者食用大量温燥食物之后，都可能出现肾阴虚。针对肾阴虚引起的失眠，晚上应减少令神经兴奋的活动，如高谈阔论、收听收看紧张刺激的节目、做剧烈运动。另外，可以在饮食中多摄取鸭肉、甲鱼、藕、莲子、百合、枸杞子、木耳、葡萄、桑葚等食物。

2.一双"熊猫眼"如影随形

如果你早晨起来常常发现自己有一双浮肿的"熊猫眼"，而且面色也非常不好看，则表明肾虚。中医认为，黑色代表肾，眼圈黑就表示肾虚。肾主水，肾虚则人体的水分代谢不利，导致水肿，通常眼睑是最先被人发现的。针对这种情况，应睡前少喝水、少熬夜，另外，宜常吃桃仁黑芝麻糊：将桃仁30克、黑芝麻50克、南杏仁15克、薏苡仁25克分别洗净，放入砂锅内，加清水适量，文火煎煮2小时，加冰糖30克调味，即可饮汤食用。

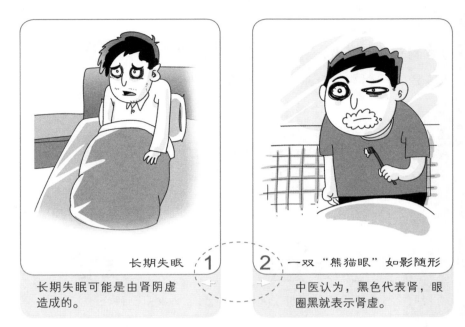

长期失眠 ① 　② 一双"熊猫眼"如影随形

长期失眠可能是由肾阴虚造成的。

中医认为，黑色代表肾，眼圈黑就表示肾虚。

3. 无缘无故的发胖

平时很注意自己的体形，不但注意控制饮食，还时常去健身房，但最近却莫名其妙地胖了几千克。如果出现了这种情况，有可能是肾虚惹的祸。中医认为，肥胖的基本原因是痰、湿、滞，更进一步说，就是由肾气虚导致了发胖。针对这种情况，应吃些鹅肉、兔肉、鲤鱼、鸭肉、糯米、小米、粳米、大枣等补气食物。另外，两手掌搓热后，分别放至腰部，至感到热为止，早晚各数次，可以补纳肾气。

4. 头发日渐稀少

平时工作不是很忙，也很注意保养，不抑郁也不失眠，可最近总是爱掉头发。出现这种情况也是肾虚惹的祸。中医认为，"肾主骨生髓，其华在发"，肾脏功能的好坏表现在头发上。头发柔韧有光泽，说明肾脏健康；肾虚的人常常头发易断并且没有光泽，容易出现脱发现象。针对这种情况，应多吃一些益肾的食物，如山药就是很好的滋补食品，既补气又补阴，还可以煮枸杞子羊肉汤温补肾气。另外，每天8小时的睡眠也非常重要，同时少喝酒、少食辛辣食品、浓咖啡和浓茶等刺激性食物。

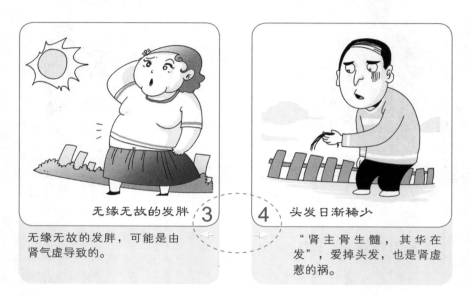

无缘无故的发胖 ③

无缘无故的发胖，可能是由肾气虚导致的。

④ 头发日渐稀少

"肾主骨生髓，其华在发"，爱掉头发，也是肾虚惹的祸。

5. 既怕冷又容易腹泻

寒冷的冬天，不管穿多厚，还是感觉冷，而且常常一受凉就腹泻。中医认为，肾阳为全身阳气的根本，生命活动全靠阳气鼓动，如肾阳不足，不能温煦身体，就会怕冷。

针对这种情况，你可以多参加健身运动，加速血液循环，增强御寒能力。另外，还应该在日常饮食中注意选择羊肉、牛肉、韭菜、葱、姜、龙眼等温补肾阳的食物。

6. 经常月经不调

经常月经不调，不是提前，就是错后，要不就是月经的颜色不正常。中医认为肾气充盛才能使气血调和，冲脉任脉功能正常才能使月经周期正常循环，因此肾气不足是月经不调的一个重要原因。例如，月经量少而且色淡，则可常食红枣。冬天可用人参粉、阿胶做成膏服用，另外保持愉快心情尤为重要。

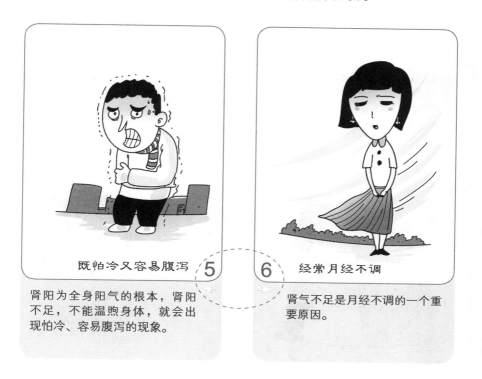

既怕冷又容易腹泻 ⑤

肾阳为全身阳气的根本，肾阳不足，不能温煦身体，就会出现怕冷、容易腹泻的现象。

⑥ 经常月经不调

肾气不足是月经不调的一个重要原因。

7. 总想去卫生间

病情分析：一般女人尿频的一个最明显特征就是"量少次多"。中医学认为，当身体素质下降时，肾气出现虚亏，膀胱会表现出气化无力、肾关不固，就像大门关不严，所以会出现尿频和尿失禁现象。

防治对策：注意保暖，多吃些专门补肾的食物，如枸杞、山药、韭菜、羊肉、核桃仁等。假如出现尿频且尿量多，如24小时尿总量超过2500毫升，就要警惕糖尿病等病症的可能。另外，精神因素也可能引起尿频。

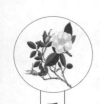

8. 性欲减退

中医认为，肾虚不仅能让人性欲低下，而且还影响生育能力。因为中医认为"肾藏精"，女性生殖系统就是在精气的呵护下逐渐发育成熟的。如果肾精不足，就会使性欲减退，甚至影响生殖能力。脚心是人体浊气下降的地方，经常摩擦，可益精补肾、预防早衰，有生育计划的女性可在专业人士的指导下服用补肾中成药。

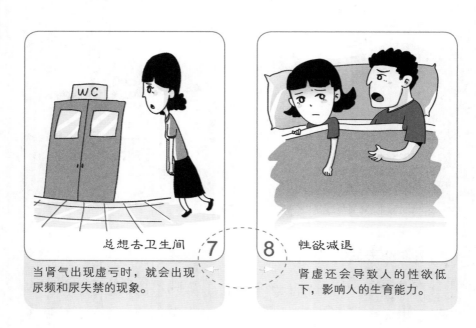

WC

总想去卫生间

当肾气出现虚亏时，就会出现尿频和尿失禁的现象。

⑦ ⑧

性欲减退

肾虚还会导致人的性欲低下，影响人的生育能力。

◆ 恐过伤肾之思胜恐

恐这种情志如果太过，对人的伤害是巨大的，那么到底恐是如何对我们的身体下手的呢？恐过伤肾，可见肾成了过恐伤及身体的一个"登陆点"。那么，过恐的情绪在突破肾这道健康防线之后，就会长驱直入，伤害一个人神智，甚至引发昏厥等，吓死人也并不新鲜。"恐则气下""恐伤肾"，所以对于由恐惧导致的疾病，我们可以采取以思胜恐的处理方法。

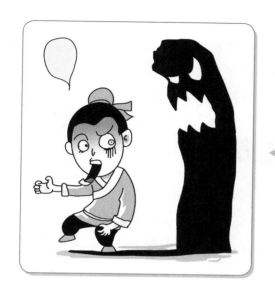

恐惧过度对人的伤害是巨大的。

比如，努力把自己对疾病的关注转移开。尤其是，努力去查询有没有人患了同样的疾病而最终痊愈的。要相信，现在医学所作的种种论断，也只不过是人得出来的，是人就可能出错。而痊愈患者的故事，会振奋人心，使因为恐惧而下泄的肾气被提上来，从而解除恐惧造成的症状。

《续名医类案·惊悸》记载了这样一个故事：有一个名叫沈君鱼的患者，整日恍恍不安，怕死，并且常常感到死期将临，后来找到了当时的一位名医卢不远诊治。卢不远便留他住在自己家里，患者觉得医生在身旁，便放心了许多。后来，卢不远又介绍他去找和尚练习坐禅，经过100余日的闭目沉思，患者的恐死心理终于消除。

前面我们说了，恐为肾志，思为脾志。在五行之中，肾属水，脾属土，土能够克水，所以可用脾之志思，来治疗肾之志恐所导致的疾病。卢不远通过让患者深思，来化解恐死的症结，终于以思治愈了他的"恐"病。

除了进行情志调养，还可按摩患者两侧神门穴和右侧足窍阴穴。神门穴是人体手少阴心经的原穴，有增强心气的功效；足窍阴穴是足少阳胆经的井穴，有增强胆气的功效。

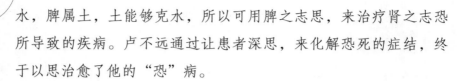

◆ 冬季是养肾的好时机

道法自然，人顺四时。养生的首要原则就是要顺应春生、夏长、秋收、冬藏的规律。中医认为，冬气与肾气相通。冬天气候寒冷，万物肃杀，是寒冷当令季节。中医理论认为，寒与肾相应，最易耗伤肾的阳气。肾的阳气一伤，容易发生腰膝冷痛、易感风寒、夜尿频多、阳痿遗精等疾病；肾阳气虚又伤及肾阴，肾阴不足，则咽干口燥、头晕耳鸣等症状随之而生。因此，冬令注意对肾脏的保养十分重要。那么，冬季养肾应注意哪些方面呢？

1. 早睡晚起，避寒保暖

冬季养肾，首先要遵守冬季起居养生法则：早睡晚起，避寒保暖。在寒冷的冬季，保证充足的睡眠时间尤为重要，因为冬季昼短夜长，人们的起居也要适应自然界变化的规律，适量地延长睡眠时间，才有利于人体阳气的潜藏和阴精的积蓄，以顺应"肾主藏精"的生理状态。

2. 适度运动，充养肾气

适度运动对养肾大有益处，可使肾脏精气更为充盛。比如，坐着时经常缓慢地左右转动身体，然后双脚自然地前后摆动数十次。中医认为"腰为肾之府"，常做此动作，对锻炼腰膝十分有益；也可经常搓搓手掌，直到搓热为止；然后置于腰间，上下摩挲，直至腰部感到发热为止。中医上说，腰部有主太阳膀胱经的肾俞、气海俞、大肠俞等穴，以及督脉之命门穴，搓后全身发热，具有温肾壮腰、舒筋活血等作用。另外，散步、慢跑、健身操、打球、踢球、舞剑、练拳等，都是适合冬季锻炼的项目。保暖是冬季锻炼时需要注意的，特别是年老体弱者，锻炼出汗时应停止运动，一定要及时添衣，有条件者应换去汗湿的内衣，以防感冒。

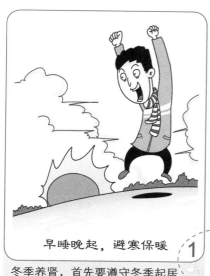

早睡晚起，避寒保暖 **1**

冬季养肾，首先要遵守冬季起居养生法则：早睡晚起，避寒保暖。

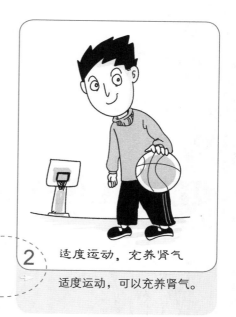

2 适度运动，充养肾气

适度运动，可以充养肾气。

3. 冷面、温齿、热足强身

冬天是一年中最寒冷的季节，所以在日常生活中做好养生保健对于养肾也十分有益，如冷面、温齿、热足就是较好的养生保健方法。

其一，冷面。冷面即用20℃左右的冷水直接洗脸。冷水洗脸，可促进面部的血液循环，增强机体的抗病能力。冷水的刺激可以使面部和鼻腔的血管收缩，刺激后血管又反射性地扩张。一张一弛，既促进了面部的血液循环，改善了面部组织的营养供应，又增强了面部血管和皮肤的弹性，除能够预防疾病外，还有一定的美容作用。另外，冷水洗面还可提神醒脑，特别是早晨用冷水洗脸，可迅速驱除倦意、振奋精神。

其二，温齿。温齿即指用水温35℃左右的水刷牙和漱口。正常情况下，口腔内的温度是恒定的。牙齿和牙龈在35℃左右温度下，才能进行正常的新陈代谢。如果刷牙或漱口时不注意水温，经常给牙齿和牙龈以骤冷骤热的刺激，可能导致牙齿和牙龈出现各种疾病，使牙齿寿命缩短。

其三，热足。热足指每晚在临睡前用45～50℃的热水泡脚和洗脚。人的足部位于肢体末端，又处于人体的最低位置，离心脏最远，血液循环较差。常言道"寒从脚下起"，因脚远离心脏，

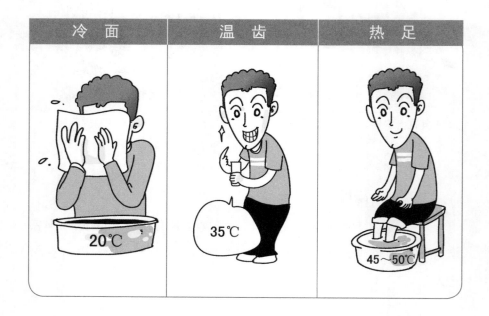

冷 面	温 齿	热 足
20℃	35℃	45～50℃

供血不足，热量较少，保温力差，所以除了白天要注意对脚的保暖，最好每晚坚持用热水洗脚、泡脚，可以促进全身的血液循环，增强机体免疫力，消除疲劳和改善睡眠。中医认为，足是人体肾经、脾经、肝经3条阴经与膀胱经、胃经、胆经3条阳经的交接点，有30多个穴位，对全身的气血运行起着重要作用。特别是位于足心处的涌泉穴，是人体肾经的起始点，每天在热水洗脚后按压涌泉穴30～50次，有强身补肾、畅通二便的作用。

其四，食疗养肾，应避咸寒。冬天可适量进食如羊肉等滋肾壮阳的食物，这对素体虚寒、阳气不振者尤其有益。对于肾之阴精亏少、阴阳渐衰的中老年人来说，还可配食乌龟、甲鱼等护阴之品，以求阴阳平衡。黑色食品能入肾强肾，冬宜食"黑"，可择食黑豆、黑芝麻、黑米、黑枣、乌骨鸡、海带、紫菜、黑木耳、蘑菇等食物。板栗、核桃、松子、榛子等干果和坚果也具有补肾养肾的功效，冬天食用正合时宜。以上食物还具有健脑、乌发之功。不过需要注意的是，咸味入肾，可致肾水更寒，寒凉之品则易损元阳，故冬季饮食不可过咸，并忌寒凉。

◆ 肾经养阴，益肾精气旺

肾是人的先天之本，如果先天肾精不足，那就需要后天的培补了。否则，过了中年，体质就会每况愈下，衰老之态势不可挡。中医认为，生命在于运动，经络也需要锻炼，经络是修复人体器官损伤的"忠实保镖"。人体的器官就像时时运作的机器，很容易磨损，但只要我们适时保养，时时除垢润滑，就能历久弥新，甚至脱胎换骨。利用肾经养肾，我们首先要知道肾经的循行路线。

肾经的循行路线：在体内，属肾、络膀胱，并与脊髓、肝、

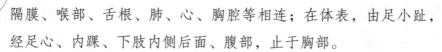
隔膜、喉部、舌根、肺、心、胸腔等相连；在体表，由足小趾，经足心、内踝、下肢内侧后面、腹部，止于胸部。

肾经有病时，主要有口中热、舌干、咽喉病、饥饿而不欲食、羸瘦、咳血、哮喘、心悸、胸痛、烦躁、黄疸、腹泻、面色暗黑、视物不清、精神萎靡、好睡萎厥等症状。

此经相对于十二经脉的其他经脉，穴位并不算多，只有涌泉、然谷、太溪、大钟、水泉、照海、复溜、交信、筑宾、阴谷、横骨、大赫、气穴、四满、中注、肓俞、商曲、石关、阴都、腹通谷、幽门、步廊、神封、灵墟、神藏、或中、俞府等共

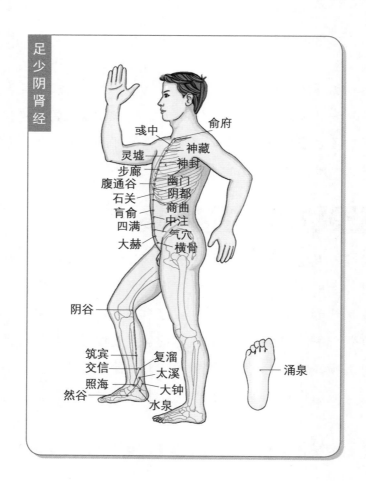

足少阴肾经

27穴，左右合54穴。尽管肾经在人体穴位中属于为数不多的"家族"，但这个家族的成员可谓个个都与你的脏腑有着各种联系。如果它们发生异常，就会导致各种各样的疾病。此经发生异常时会出现头晕目眩、心胸痛、下肢无力和肌肉萎缩麻木等。那些肚子饿但吃不下东西的人，往往也跟此经受损有关系。

1. 涌泉穴与心绞痛

提到涌泉穴，很多人会想到长寿（涌泉穴是人体的第二大长寿穴），而提到心绞痛，更多的人会推崇内关穴。但这里要提醒大家的一点是，之所以会首先推崇内关穴，不仅是因为其有较好的治疗作用，还因为内关穴较涌泉穴更为便捷。涌泉穴在人体足底，位于足前部凹陷处第2、3趾趾缝纹头端与足跟连线的前1/3处，为全身俞穴的最下部。我国现存最早的医学著作《黄帝内经》也说："肾出于涌泉，涌泉者足心也。"这或许就是很多人在做足疗的时候，那些足疗师会使劲"搓脚心"的原因。

2. 太溪穴与手脚发凉

太溪穴，太，大也；溪，溪流也。从此穴的名称上我们就可以推知，肾经水液在此形成较大的溪水。本穴物质为然谷穴传来的冷降之水，到了本穴的辖区后，冷降水液形成了较为宽大的浅溪，因此得名。其位置在内踝后方，当内踝尖与跟腱之间的中点凹陷处。此穴作为大穴主治头痛、目眩等肾虚性五官病症以及月经不调、遗精、阳痿、小便频数等泌尿生殖系统疾患。

这样一说好像太溪穴跟手脚发凉不靠边，实际上它对女性的生理不调和关节炎、风湿痛等有治疗的作用，一般坚持针灸就可以了，切不可小视，因为手脚冰凉有时候还会导致不孕。

◆ 酉时肾经当令，宜养肾

　　酉，象形，金文字形，象酒坛形。"酉"是汉字的一个部首，"酉"字多与酒或由发酵制成的食物有关。此为时辰，《三国演义》中有"赵云从辰时杀至酉时，不得脱走，只得下马少歇"之说，指其英勇善战，从早上的8:00左右一直战斗到了下午18:00左右。酉时就是下午的17:00—19:00。这时是肾经当令，肾经是十二经脉之一。如果出现了肚子饿而又不想吃饭、心悸、胸痛、精神萎靡、烦躁、视物不清等症状，多与肾经出了问题有关。还要说明的一点是，很多男人都知道"男抖穷"之说，为什么他们还是忍不住会抖呢？其实不是因为他们不怕"穷"，也不是因为他们不迷信，而是因为他们的肾精出了问题。如果人的肾精不足，组织系统就采取了"抖"的方式来刺激阳气的生发，跟人要打呵欠是类似的道理。

如果人的肾精不足，身体的组织系统就会采取抖的方式来刺激阳气的生发。

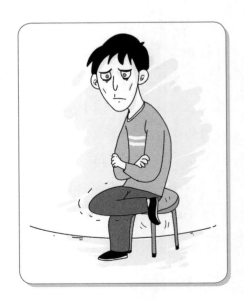

那么，是不是肾经一出问题，我们就该补呢？不是！现在很多人动不动就补肾，其实补的结果并不是肾好了，而是心里的感觉好了，认为自己吃了这么多的补肾品，肾该满足了，肾气该足了吧！事实呢？这些补品在很多人那里变成了垃圾，为什么会这样呢？从前面的相关章节我们已经知道，肾主收藏，酉时肾经当班，自然也是其收藏功能表现突出的时候，但如果经脉不通呢？这就像交通阻塞一样，一边着急往里送，但另一边却因为拥堵不能及时收到。其结果就是运送的东西渐渐变质，就地处理，就变成了垃圾。换句话说，人体的代谢在此时出问题了。说到这里，我想为啤酒"洗刷冤屈"，那些"将军肚"并非都是啤酒的过，很大程度上与现在"吃得太好"有关。

从属相来看，酉时对应的是鸡，鸡为火性。在民间，鸡被认为是发物。所谓的发物，指特别容易诱发某些疾病或加重已发疾病的食物。例如，鸡、蛋类、猪头肉等对人体而言为异体蛋白，这种异体蛋白就可成为过敏原，从而导致人体发病。其他如蘑菇、香菇等食用菌类，带鱼、黄鱼、鲳鱼、蚌肉、虾、螃蟹等水产品，禽畜类和糟、酒酿、白酒、豌豆、黄大豆、豆腐、豆腐乳、蚕蛹及葱、蒜、韭菜等都是发物。尽管如此，你也大可不必谈食色变，甚至很多时候，像鸡、蛋这类发物还是民间往来之"礼"。比如，中国大多数地方都有女儿生孩子了，母

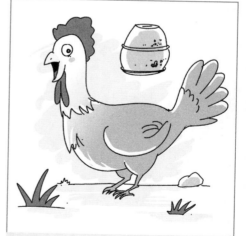

鸡性火，采用炖的方式则水火相济，有益身体健康。

亲会送老母鸡炖汤喝。为什么选择的礼物会是鸡呢？不仅因为很多人家都养鸡，送鸡方便，还因为鸡性火，采用炖的方式则水火相济，有益身体健康。

对于肾精的培补，其实"清辛"与"寡欲"就是最好的进补方式。所谓的"清辛"指口味一定要清淡，不要吃太辛辣或太咸的东西。因为如果咸和辣太过，就会对肾精产生耗损作用。还有就是要"寡欲"，不要总是带着有"色"眼镜去看人，更不要带着有"色"的思维去"惦念"一个人，那样对肾精的伤害可以毫不夸张地说是致命的。

第三章

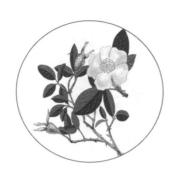

肺脏：防病养正气，
必先养"娇脏"

百病生于气，养生必养肺。想要从中医的角度调养肺脏，就要使体内气体得到交换，以维持体内清浊之气的新陈代谢。若肺的宣发、肃降失常，便会出现咳嗽、气急、喘促与胸胁胀满的病理变化。而且肺又是发声的主要器官，如果肺气虚，就会出现少气，人就不爱说话，或者说话的声音很低微。那么如何才能让"娇脏"备受呵护呢？一方面是治疗肺脏病，另一方面是从情志、经穴等入手的常规保健，双管齐下，肺脏安康。

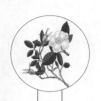

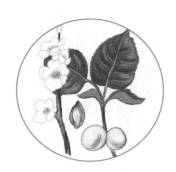

第一节　药王善治肺脏病

　　肺脏就像"不会哭的孩子"，不到损伤严重时，人感觉不到其有任何异常。因此，不要等到这时，才想起健康的珍贵。从现在开始，对于肺部的各种疾病，我们一定要擦亮眼睛，认真分辨症状，并采取切实有效的治疗措施，来守护自己和家人的健康。下面，让我们看看《千金要方》是如何对肺病辨证论治的。

◆ 肺虚冷

《千金要方》卷十九曰："右手寸口气口以前脉阴虚者，手太阴经也。病苦少气，不足以息，嗌干不津液，名曰肺虚冷也。"

肺虚冷就是肺虚寒，属于肺的虚证。现代中医学认为，肺的虚证分为两种，即肺气虚和肺阴虚。

肺气虚的特点为咳而气短、痰多清稀，症状表现为面色白、倦怠懒言、声音低怯、畏风自汗、舌质淡、苔薄白、脉弱。治宜补肺益气、固表温中。

肺阴虚的特点为呛咳气逆、潮热盗汗，症状表现为口干咽燥、午后颧红、五心烦热、咳而痰中带血或为血丝、少寐多梦、胸部隐痛、舌红少苔、脉细数。治宜养阴润肺、益气生津。

孙思邈依据肺虚冷的不同症状进行辨证论治，提供了以下方剂。

方一 补肺汤

【组成】五味子9克，干姜、桂心、款冬花各6克，麦门冬12克，大枣100颗，粳米2克，桑根白皮48克。

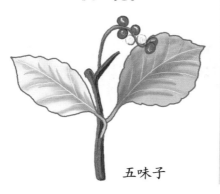

五味子

【用法】将以上诸药切碎，先取桑根白皮用2000毫升水煎煮，煎至5沸，加入其他药再煎，去渣，取汁600毫升，分3次服用。

主治

此方为补肺益气方，主治由肺气不足导致的气逆胸满、咽中闷塞、气短、寒从背起、口中如含霜雪、言语失声以及吐血等。

方二 麻子汤

【组成】麻子15克，桂心、人参各6克，阿胶、紫菀各3克，生姜9克，干地黄12克，桑白皮、饧各48克。

【用法】将以上诸药分别切碎，用酒、水各3000毫升进行煎煮，取汁800毫升，分5次服用。

主治

此方为补肺益气方，主治由肺气不足导致的咳唾脓血、气短、不能平卧等。

方三 防风汤

【组成】防风、独活、芎䓖、秦椒、干姜、黄芪各5.25克，天雄、麻黄、五味子、山茱萸、甘草各4.5克，秦艽、桂心、薯蓣、杜仲、人参、细辛、防己各3.75克，紫菀、甘菊花各3克，贯众2枚，附子5.25克。

【用法】将以上诸药切捣并过筛为散药，每次用酒送服1克，每日2次。

主治

此方为疏风通声方，主治由肺脏虚冷、风邪入肺而致的声音嘶哑、言语费力、肢体振摇或缓弱、虚乏羸瘦等。

方四 酥蜜膏酒

【组成】酥12克，崖蜜200毫升，饴糖18克，姜汁、百部汁各200毫升，枣肉20克，杏仁（研）15克，甘皮（末）5具。

【用法】将以上诸药相合，置微火上煎熬，时时搅动，煎沸后取下，放冷后再煎，凡3次，煎至姜汁等减半取下，每次用200毫升温酒服下1克，徐徐含咽，白天1次，夜间1次。

主治

此方为温肺止咳方，能止咳喘、通声间，主治由肺脏虚寒、厉气外伤而致的声音嘶哑、语寒不畅、喘气虚乏、咳嗽唾痰等。

方五 枣肉煎

【组成】枣肉（细研如脂）40克，杏仁（熬研为脂）15克，酥12克，生姜汁200毫升，白糖18克，生百部汁、白蜜各200毫升。

【用法】将上药相合，置微火上煎熬，时时搅动，大约煎25分钟，每次用温清酒徐徐服下40毫升，每日2次。

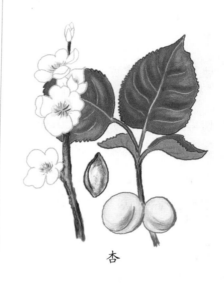

杏

主治

此方为温肺止咳方，主治由肺寒伤气而致的咳嗽、涕唾痰涎、鼻塞等。

◆ 肺实热

肺实热证指肺经邪热炽盛的病证。《备急千金要方》卷十七曰："病苦肺胀，汗出若露，上气喘逆，咽中塞如欲呕状，名曰肺实热也。"肺实热还常常伴有鼻孔煽张、咳嗽，或吐脓血。治宜泻肺清热。

孙思邈在《千金要方》卷十七中对于肺实热的不同症状进行辨证论治，列出了如下方剂。

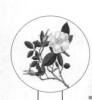

方一　麻黄汤

【组成】麻黄12克，五味子、甘草各9克，杏仁50枚，母姜15克，淡竹叶10克。

【用法】将以上诸药分别切碎，先取麻黄用1400毫升水进行煎煮，去掉上面的沫，入其他药再煎，去渣，取汁400毫升，分3次服用。

主治

此方为宣肺清喘方，主治肺脏有热，或饮酒当风以致风邪入肺，由痰胆气妄泄而致的目青、气喘等。

方二　茯苓汤

【组成】茯苓、麻黄各4.5克，黄芪、大青、桂心各2.25克，细辛、杏仁各3.75克，石膏6克，丹参1.5克，五味子、甘草、贝母、橘皮、芎劳各3克，枳实3枚。

【用法】将以上诸药切捣筛取其末，制成粗散药，

用帛裹15克，加300毫升井花水熬，取140毫升汤药，为一服，每天服用2次。

主治

此方为清肺泻热方，主治肺与大肠俱实所致的头痛目眩、惊狂、喉痹痛、手臂麻木、唇外翻等。

方三　枸杞根皮汤

【组成】枸杞根皮（切）24克，石膏24克，白前、杏仁各9克，橘皮、白术各15克，赤蜜140毫升。

【用法】除赤蜜外，将其他药切碎，用1400毫升水进行煎煮，去渣，加入蜂蜜再熬3沸，分3次服用。

主治

本方为泄气除热方，主治由肺实热引起的胸闷叹息。

方四 橘皮汤

【组成】橘皮、麻黄各9克，干紫苏、柴胡各6克，宿姜、杏仁各12克，石膏24克。

【用法】将以上诸药分别切碎，先取麻黄，用1800毫升水进行煎煮，煎至2沸，去掉上面的沫，入其他药再煎，去渣，取汁600毫升，分3次服用。若服后不愈，继服2剂。

主治

此方为清肺止咳方，主治由肺中有热而致的咳嗽喘息、气逆上冲等。

◆ 肺 痿

肺痿，又名肺萎。清代医学家尤在泾曰："痿，萎也。如草木之枯而不荣。"肺痿的症状主要表现为咳吐浊唾涎沫、呼吸气短、脉数而虚、日久不愈、反复发作。此病为肺系慢性疾患。多因感受燥热之邪，或热毒内壅日久，或使用渗利燥烈之药太过等，致肺阴损伤、肺叶失去润养；或为病久肺之阳气耗散，致气津不布、肺失温养。常见于成年以后发病，多随气候变化而反复发作。

西医学所指的肺不张、肺纤维化、肺硬变，以及肺梗死、硅肺、慢性肺脓疡后期、肺结核愈后等，有可能表现为具有肺痿特征的病变。肺痿病灶广泛者，较难根治，久之可终至肺衰。

孙思邈在《千金要方》卷十七中指出，寸口脉数，患者咳嗽、口中有浓唾沫流出为肺痿。此病多由热邪攻于上焦、咳嗽而致。对于肺痿，孙思邈进行辨证论治，针对肺痿的不同症状，开出了如下方剂。

方一 桂枝去芍药加皂荚汤

【组成】桂枝、生姜各9克，甘草、皂荚各6克，大枣12颗。

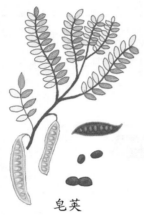

皂荚

【用法】将以上药物分别切碎，用1400毫升水煎煮，去渣，取汁600毫升，分3次服用。

主治

此方为温肺益气方，主治肺痿，症见咳吐涎沫等。

方二 甘草干姜汤

【组成】甘草（或炙甘草）12克，干姜6克。

【用法】将两味药分别切碎，用600毫升水进行煎煮，取汁300毫升，去渣，温服，一日2次。

主治

此方为温肺止咳方，主治由肺气虚冷而致的咳唾涎沫、手足不温、烦躁吐逆；老年虚弱尿频、喘咳、胸背彻痛等。

方三 生姜甘草汤

【组成】生姜15克，甘草12克，人参9克，大枣12颗。

【用法】将以上4味药分别切碎，用1400毫升水煎煮，去渣，取汁600毫升，分3次服。

主治

此方为温肺益气方，主治肺痿，症见咳唾涎沫、咽干口渴等。

方四 麻黄汤

【组成】麻黄、芍药、生姜、细辛、桂心各9克，半夏、五味子各7.5克，石膏12克。

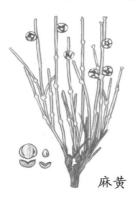

麻黄

【用法】将以上诸药分别切碎，用2000毫升水煎煮，去渣，取汁600毫升，分3次服用。

主治

此方为宣肺平喘方，主治肺胀，症见咳嗽上气、喘息咽燥、脉浮以及心下有水等。

◆ 肺 痈

《千金要方》卷十七认为，患咳唾脓血的病后，其脉数为实的属于肺痈，虚的属于肺痿。肺痈指以发热、咳嗽、胸痛、咯吐腥臭浊痰，甚则咯吐脓血痰为主要临床表现的病症。肺痈属内痈之一，是内科较为常见的疾病。此病初起急骤，常恶寒发热，逐渐热增，体温可高达到40℃，痰量由少渐多，黄绿多沫，渐次咳痰浓稠，咯血，恶臭。时有胸痛，咳则痛剧。呼吸急促，口干鼻燥，烦闷不安，不得平卧，舌苔薄黄或薄白，脉浮数而滑。溃脓时会突然咯吐大量血痰，或痰如米粥，腥臭异常，有时咯血，胸中烦满而痛，甚则气喘不能平卧，仍身热面赤、烦渴喜饮、舌质红、苔黄腻、脉滑数或数实。

根据肺痈病程的先后不同阶段和临床表现，可辨证分为初期、成痈期、溃脓期、恢复期。在肺痈初起和成痈阶段，恶寒高热、咳嗽气急、咯痰黏稠量多、胸痛、舌红、苔黄腻、脉洪滑或滑数，属于实证、热证。溃脓后，大量腥臭脓痰排出，邪却正虚，身热随之渐退，咳嗽亦减轻，但常伴有胸胁隐痛、短气自汗、面色不华、消瘦乏力、脉细或细数无力，属于虚实夹杂之证。结合观察痰浊性质，肺痈之脓痰，吐在水中下沉，而肺热之痰浊则浮在水面。此外，肺痈患者如验口味，初起疑似未真，可以生大豆绞汁饮之，不觉腥味，或用黄豆1粒令患者口嚼，不觉豆之气味，即是肺痈。

　　肺痈为热壅血瘀的实热病证，即使病起风寒内郁，但至发肺痈，多属邪已化热，故忌用辛温发散之品以退热，恐以温助热，邪热鸱张。同时，不宜早投补敛之剂，以免助邪资寇、延长病程，即使见有虚象，亦当分清主次，酌情兼顾。有肺管的病症，应积极治疗，注意风热感冒，不可服热燥之药，以免引起毒邪入里、灼伤肺叶。孙思邈在治疗肺痈时用了下面的方剂。

方一　黄芪汤

【组成】黄芪20克。

【用法】将黄芪切细，用600毫升水熬取200毫升汤药，分2次服用。

主治

　　此方为泻肺平喘方，主治肺痈，症见咳嗽而有微热、烦满、胸心烦躁。

方二　葶苈大枣泻肺汤

【组成】葶苈9克，大枣20颗。

【用法】先取大枣用600毫升水煎煮，取汁400毫升，去除大枣，入葶苈煎煮，取汁140毫升，顿服，每3日服1剂，可连服3～4剂。

主治

　　此方为泻肺平喘方，主治肺痈，症状为喘息、不得平卧等。

方 三　桔梗汤

【组成】桔梗9克，甘草6克。

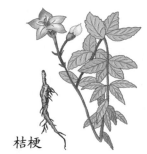

桔梗

【用法】将两味药切碎，用600毫升水煎煮，取汁200毫升，去渣，分2次服用。

主治

此方为宣肺排脓方，主治肺痈，症见咳嗽、胸中胀满、恶寒战栗、脉数、咽干、口不渴、咯唾脓痰腥臭如粳米粥状。

◆ 肺 痨

肺痨即肺劳，由肺气损伤所致。主要症状有咳嗽、胸满、背痛、怕冷、面容瘦削无华、皮毛枯槁等。《慎柔五书》卷四曰："肺痨热，瘦损，有虫在肺，令人咳逆气喘。"

中医中的肺痨指以咳嗽、咯血、潮热、盗汗、身体消瘦为主要特征的传染性、慢性、消耗性疾患，又称痨瘵、尸注、鬼注，相当于西医的肺结核，多由体质虚弱、气血不足、痨虫传染所致。《千金要方》卷十七认为，若人违背了秋季时气，肺气就不能收敛，肺上有积热，从而导致气郁胀满。人若顺应时气就能生还，违背时气就会丧命；顺应它就有条不紊，违背它就会混乱不堪。如果偏要去做违背它的事，就叫作关格，病也就因此产生了。肺痨初起病变主要在肺，久之则累及脾肾，甚则传遍五脏。肺痨的病因分内外两个方面：内因是素体虚弱，或酒色劳倦、起居不慎、耗伤气血津液，导致气血虚弱、阴精耗损；外因是感受病者之气，痨虫乘虚而入，发为肺痨。在整个疾病的演变过程中，表现为气阴亏耗、阴虚火旺、阴阳两虚等正虚证候。治法强调补虚培元、扶正杀虫的整体疗法。孙思邈认为，凡是肺痨，都可通过补肾气来治疗，如果肾气旺，旺气就会传到肺。

孙思邈在《千金要方》中，针对肺痨的不同症状进行辨证论治，分别给出了以下3个方剂。

方一 厚朴汤

【组成】厚朴、麻黄、桂心、黄芩、石膏、大戟、橘皮各6克，枳实、甘草、秦艽、杏仁、茯苓各9克，细辛3克，半夏15克，生姜30克，大枣15颗。

【用法】将以上诸药分别切碎，用2600毫升水煎煮，取汁800毫升，分5次服用。

主治

此方为宣肺平喘方，主治由肺脏劳风虚冷、痰水盛实而致的昼夜不得安卧、上气胸满、喘息气急欲绝等。

方二 麻黄引气汤

【组成】麻黄、杏仁、生姜、半夏各3.75克，石膏24克，紫苏3克，白前、细辛、桂心各2.25克，竹叶（切）10克，橘皮1.5克。

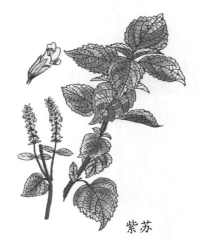

紫苏

【用法】将以上诸药切碎，用2000毫升水煎煮，取汁600毫升，去渣，分3次服用。

主治

此方为宣肺平喘方，主治肺痨实证，症见气喘鼻张、面目肿胀等。

方三 半夏汤

【组成】半夏15克，生姜48克，桂心12克，甘草、厚朴各6克，人参、橘皮、麦门冬各9克。

【用法】将以上诸药切碎，用2000毫升水煎煮，取汁800毫升，分4次服用。

此方为温肺益气方，主治由肺痨虚寒而致的心腹冷气游逆、胸胁满闷、胸痛彻背，或由忧气往来而致的呕吐呃逆、饮食即吐、虚乏不足。

◆ 积 气

七气指寒气、热气、怒气、恚气、喜气、忧气、愁气。气可积聚得坚硬硕大，就像杯盘一样，在心下腹中，疼痛难忍，不能饮食，忽来忽去，每当发病时都痛得要死，像有祸灾妖怪作祟一般。寒气，就是呕逆恶心；热气，就是因对事物不悦而促迫；怒气，就是气逆上攻不能忍受，热痛向上攻心，气短不足以供应呼吸；恚气，就是气积聚在心下，不能饮食；喜气，就是不能快走，不能久立；忧气，就是不能大力劳动，晚上睡觉不安宁；愁气，就是善忘并听不懂别人的话语，将物体放在某处回去取时，怎么也找不到放在哪里了，如果听到急迫的事，就会四肢浮肿、手足痉挛、上肢沉重而举不起来，像患病一样，这些都是由七气所致的病。男人忽然患此病是因为饮食无规律，女性患此病是因为产后被风邪侵害。

孙思邈根据积气的不同症状进行辨证论治，开出了以下5个方剂。

方一 桔梗破气丸

【组成】桔梗、橘皮、干姜、厚朴、枳实、细辛、葶苈各2.25克，胡椒、蜀椒、乌头各1.5克，荜茇7.5克，人参、桂心、附子、茯苓、前胡、防葵、芎劳各3.75克，甘草、大黄、槟榔、当归各6克，白术、吴茱萸各4.5克。

【用法】将以上诸药研成细末，用蜜调和，制成梧桐子大小的蜜丸，每次用酒送服10丸，每日3次。如果患者体内有热，可空腹服用。

主治

此方为宣肺理气方，主治由气机闭塞、上下不通而致的呼吸不利等。

方二 槟榔汤

【组成】槟榔21颗，细辛3克，半夏15克，生姜24克，大黄、紫菀、柴胡各9克，橘皮、甘草、紫苏、茯苓各6克，附子

1颗。

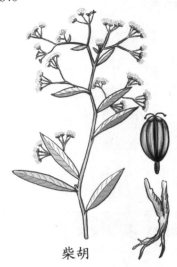

柴胡

【用法】将上药分别切碎，用2000毫升水进行煎煮，取汁600毫升，分3次服用，两服之间间隔约1小时。如癥结坚实如石，加鳖甲6克，防葵6克；若气上，加桑白皮（切）24克，枳实、厚朴各6克。根据患者气力强弱，先服2剂，10天后继续服桔梗破气丸。

主治

此方为理气消癥方，主治由气实积聚而致的饮食不入、气息不利等。

方三 七气丸

【组成】大黄7.5克，人参、半夏、吴茱萸、柴胡、干姜、细辛、桔梗、菖蒲各1.5克，茯苓、芎䓖、甘草、石膏、桃仁、蜀椒各2.25克。

【用法】将以上诸药研成细末，用蜜调和成梧桐子大小的丸，每次用酒送服3丸，可逐渐加量到10丸，每日3次。

主治

此方为理气消癥方，主治由七气而致的积聚内生，形如杯状坚牢不移，伴随着心腹绞痛、饮食不下、时发时止、发时痛楚欲死等。

方四 七气汤

【组成】干姜、黄芩、厚朴、半夏、甘草、栝楼根、芍药、干地黄各3克，蜀椒9克，枳实5枚，人参3克，吴茱萸7.5克。

【用法】将以上诸药分别

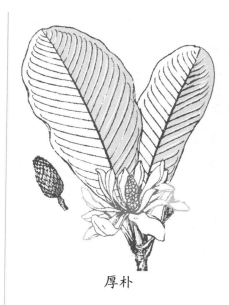

厚朴

切碎，用2000毫升水煎煮，取汁600毫升，分3次服用，每天3次。

主治

此方为理气消癥方，主治忧气、劳气、寒气、热气、愁气，或饮食内伤为膈气，劳气内伤、五脏不调、气力衰少等。

方五 五膈丸

【组成】麦门冬、甘草各15克，蜀椒、远志、桂心、细辛各9克，附子45克，人参12克，干姜6克。

【用法】将以上诸药研成细末，用蜜调和成弹子大小的软丸，每次饭前含服1丸，慢慢咽下，咽喉及胸中应当会有热感，稍后再含服1丸，白天3次，夜晚2次。

主治

此方为温阳行气方，主治由忧愤思虑或饮食不当而致的忧膈、气膈、食膈、饮膈、劳膈等五膈之证。

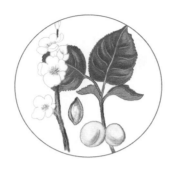

第二节　肺脏的常规保健

中医认为，"肺主气而司呼吸，主宣发肃降，通调水道，朝百脉，主治节"，即肺是人体一个重要的呼吸器官，是体内外气体交换的场所。肺通过鼻、咽、气管等呼吸道，吸入清气，呼出浊气，进行氧气与二氧化碳的交换，保证机体氧气的充分供应。肺的功能正常，则呼吸通畅，氧的供应充足，面色红润，机体健康；反之，则出现咳嗽、哮喘、缺氧等疾病状态。所以，肺的养生保健要以保证肺的呼吸功能正常为主要原则。

◆ 秋季养肺正当时

秋天，是收获的季节。金黄色的田野、红黄绿相间的果园、满山的红叶、碧绿的河水映照在蓝天白云之下，是一幅多么美丽的画卷。但进入秋季以后，天气逐渐凉爽干燥，一方面使人有秋高气爽的舒适感觉，另一方面干燥的气候对人体也会产生一定的危害。从物候的角度来看，我国古代已经将立秋分为三候："一候凉风至，二候白露生，三候寒蝉鸣。"这里说得很明确，也就是说，在立秋之后，一候的时候风里不再是滚滚热浪，更多的是一种习习凉风；二候的时候白露开始升腾，这里的白露非节气中的白露，而是说这个时候早晨就会有雾气出现了；三候的时候，秋天感阴而鸣的寒蝉也开始鸣叫了。寒蝉就要或者已经开始感阴鸣叫了。那么人呢，人在大暑之后，该如何养生呢？

中医理论认为，"肺与秋气相应""燥为秋季之主气"。所以，从传统养生的角度讲，秋季养生的重点是保养肺脏和注意预防"燥邪"对人体的侵害。具体来讲，秋季养肺我们应做好以下4点。

1. 调和情志，远离悲秋

秋风瑟瑟，草木凋零，自然界的景象容易使人产生"秋风秋雨愁煞人"的感觉。从"天人相应"来看，肺属金，与秋气相应，肺主气司呼吸，在志为忧。肺气虚者对秋天气候的变化敏感，特别是老年人更容易引起凄凉、垂暮之感，回忆起自己的坎坷人生，往往触景生情而产生悲秋的情感，轻则情绪忧郁低落，重则引发疾病。宋代养生家陈直说过："秋时凄风惨雨，老人多动伤感，若颜色不乐，便须多方诱说，使役其心神，则忘其秋思。"可见，秋季情志养生的重点是避免悲伤情绪，让自己精神状态始终保持乐观愉快。中老年人应有"心无其心，百病不生"的健心哲理，养成不以物喜、不以己悲、乐观开朗、宽容豁达、淡泊宁静的性格，收神敛气、保持内心宁静，可减缓秋季肃杀之气对情志的影响，适应秋季容平的特征。所以，中老年人要结伴去野外山乡，登高远眺，饱览大自然秋花烂漫、红叶胜火等胜景，一切忧郁、惆怅顿然若失，愉悦和谐的情绪焕发出青春般的活力。

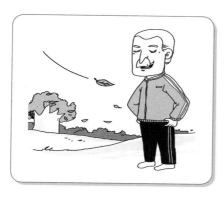

秋季情志养生的重点是避免悲伤情绪，让自己始终保持乐观愉快的精神状态。

2. 起居有常，身体安康

秋季，自然界的阳气由疏泄趋向收敛，起居作息要作相应的调整。《内经》在论述四季的养生方法时指出："秋三月……早卧早起，与鸡俱兴。"意思是在秋天，要早点睡觉，以顺应阴精的收藏，早点起床，可使肺气得以舒展，且防阳气收之太过。充足的睡眠可以提高人体的免疫力，减少疾病的发生。中医认为，皮肤为肺的外围屏障，秋燥最易伤皮肤。秋季皮肤的养护关键是补充水分，多洗温水浴，浴后抹些护肤品。洗澡按摩有利于促进血液循环，使肺和皮肤气血流畅，皮肤充满活力，从而润肤益肺。

秋季还要注意衣服的增减。初秋季节虽然还有一段比较炎热的日子，但一早一晚却是凉风习习了。因此，立秋之后就不要再经常赤膊露体，随时防止凉气的侵袭。民间说的"白露不下露"，也就是这个意思。当然，也要避免一下子衣服穿得太多，捂得太严，对于青少年，可让其"冻一冻"，以增强其耐寒能

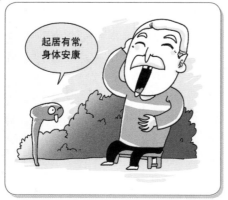

起居有常，身体安康

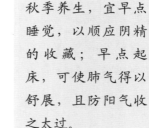

秋季养生，宜早点睡觉，以顺应阴精的收藏；早点起床，可使肺气得以舒展，且防阳气收之太过。

力。到了深秋季节，风大转凉，则宜及时增加衣服，体弱的老人和儿童更应注意。

此外，在居室内养一些花草或观赏鱼，除可美化环境、改善室内空气质量，还能增加室内空气的相对湿度。另外，在室内地板上适量地洒些水或使用空气加湿器都可以有效地提高空气湿度。

3. 饮食如有方，疾病绕道跑

燥为秋季的主气，其气清肃，其性干燥。燥邪伤人，则容易耗人津液，所谓"燥胜则干"，津液既耗，必现一派"燥象"，常常表现为口干、唇干、鼻干、咽干、舌干少津、大便干结、皮肤干燥，甚至皲裂。燥邪犯肺，容易发生咳嗽或干咳无痰、口舌干燥等症。故在饮食调养上要以防燥护阴、滋阴润肺为准则。由于气候干燥，故应尽量少吃辛辣之品，遵守"少辛增酸"的原则，如葱、蒜、姜、茴香、辣椒等要少吃，而柑橘、山楂、苹果、梨、葡萄等新鲜瓜果可多吃。要多喝开水、淡茶、豆浆、乳制品、果汁饮料等，这样可起到益胃、生津的功效。事实证明，多食芝麻、核桃、糯米、蜂蜜、乳品、雪梨、甘蔗等食物，可以起到滋阴润肺养血的作用。对于脾胃虚弱的老年人来说，可采用晨起食粥法。

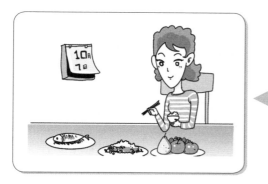

燥为秋季的主气，其气清肃，其性干燥。燥邪伤人，容易耗人津液，所以在饮食调养上，要以防燥护阴、滋阴润肺为准则。

下面介绍一些秋季食疗方，以供大家享用。

方一　燕窝羹

【组成】燕窝3克，冰糖10克。

【用法】将燕窝用温水泡软洗净后，加入冰糖，放入碗中，蒸30分钟。

主治

本品有养阴润肺、益气止咳的作用，适用于身体虚弱的咳嗽气喘者。

方二　银耳羹

【组成】银耳10克，大枣7颗，冰糖适量。

【用法】将银耳用水泡发切碎，大枣去核，同煮1小时，加入冰糖适量，分早晚2次全部服用。

主治

本品有补益润肺、养阴生津的作用，适用于身体虚弱、干咳少痰、喉痒咽干、神疲气短等肺气虚证；还有提高人体免疫力、软化血管、抗衰老、延年益寿的作用。

如长期服用可减量：用银耳3克，大枣3颗，煎煮方法同前。

方三 百合粥

【组成】百合10克，粳米50克。

【用法】同煮成粥，加白糖适量。

主治

本品有养阴润肺、清心安神的作用，适用于肺热久咳、体虚劳嗽等证。

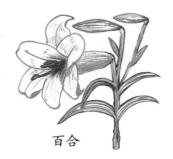

百合

方四 玉竹粥

【组成】玉竹10克，粳米50克。

【用法】同煮成粥，加蜂蜜适量。

主治

有滋阴润肺、生津养胃的作用，适用于燥咳痰黏、咽干喉痒、食欲不振等肺胃阴虚证。

方五 秋梨粥

【组成】秋梨50克去核切碎，粳米50克。

【用法】同煮成粥，加冰糖适量。

主治

有生津止渴、润肺化痰的作用，适用于咽干口渴、干咳少痰等秋季干燥伤肺证。

4.适量运动，增强肌体免疫力

金秋时节，秋高气爽，是运动锻炼的好时节。从秋季开始，就要注意耐寒锻炼，以增强肌体适应多变气候的能力，提高对疾病的抵抗力。比如，可以和亲朋好友一块儿去登山。登高可以增强体质，提高肌肉的耐受力和神经系统的灵敏性。在登高的过程中，人体的心跳和血液循环加快，肺通气量、肺活量明显增加，内脏器官和身体其他部位的功能同样也能得到很好的锻炼。此外，山林地带空气清新，大气中的浮尘和污染物也较少，而且阴离子含量高，在这样的环境中活动，显然有利于身心健康。登高还能培养人的意志，增强克服困难的决心。此外，登山还可饱览名山秀水，以大自然的绮丽景色陶冶自己的情操。

当然，中老年人参加登高活动要量力而行，注意安全，掌握正确的登高姿势（上山的身体重心要前移，步子放小些，落脚点要近些，坡度较陡的山路应膝盖抬高些，上体前倾些；下山时，上体要直立或稍向后仰等）。同时，要注意气温、身体功能的变化，不要勉强行事。深秋后，活动就不宜太剧烈。中医认为，"秋须守其内"，尽量以平缓之运动为主，如练习秋季养生功等。

此外，还可以每天坚持跑步、散步、太极拳、健身操等运动，以增强体质，提高肺脏的功能和抗病能力。

◆ 补益肺气的三大要穴

肺位于胸中，左右各一，上通喉咙。对于肺，在人体脏腑中位置最高，故在中医里将之称为华盖。平常我们听到有关肺的说法还有"娇脏"，这是为什么呢？其原因就在于肺叶娇嫩，不耐寒热，易被邪侵。《千金要方》认为肺为魄之处，气之主，在五行中属金。本经共有11个穴位，其中有9个分布在上肢掌面桡侧，两个穴位在前胸上部。从本经所管辖的范围来看，此经腧穴可主治咳、喘、咳血、咽喉痛等肺系疾患等。又因肺外合皮毛，即皮毛是需要肺经经气充养的。如果肺经经气充盈旺盛，那么这样的人往往属于过敏体质，并且从体表来看，皮肤多会发红，从人对季节的喜好等感觉来说，怕热的比较多；反之，则会出现皮

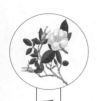

千金方五脏六腑养生智慧

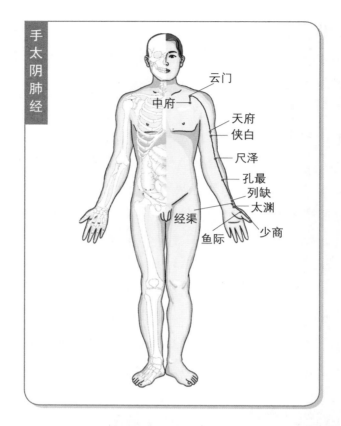

手太阴肺经

云门
中府
天府
侠白
尺泽
孔最
列缺
太渊
经渠
鱼际
少商

肤暗黑，没有光泽。从这个角度上讲，爱美的人首先就应该爱自己的肺。

《千金要方·肺脏》认为，"肺与手阳明经互为表里"，即肺与大肠相表里，从这里我们也可以推知二者的经络是互通的，也就是中医常提到的"相互络属"。大肠是主排泄的，所以从这里我们还要进一步明白一个道理，那就是为什么医生动不动就问你大便如何？因为大便的排泄是需要借助"肺气"来完成的。如果大便解不下来，就说明肺气虚了；如果大便变得非常细了，说明心肺气都虚了。中医正是据此在"问"中了解你的心肺情况的。

孙思邈把人看成一个整体，从脏腑和情志的对应关系来看，肺对应的是悲。所以，人在遇到悲伤的时候，往往就会有肺气耗损的情况。如果肺气耗损，人对外界刺激的耐受性就会降低，就容易出现缺乏斗志，情绪低沉，甚至出现一种严重的自我否定。这也是很多人悲伤哭泣的时候，会出现半天气上不来的主要原因。当然，如果肺气过盛的话，则可能出现完全相反的状况，表现出一种超自信的状态，给人无所不能的感觉。说了这么多，下面还是结合生活的实际，来看看穴位和治疗疾患的对应关系。

1. 中府穴——肺健康的"晴雨表"

中，与外相对，是内部的意思；府，通腑，指的是脏腑。从穴名来看，中府穴指气血物质来自脏腑。本穴为肺经首穴，位置在人体的胸外侧部，云门穴下1寸，平第一肋间隙处，距前正中线6寸。此穴是肺脏气血直接输注的地方，对增加肺功能有一定的保健作用，可主治气喘、肺胀满、胸痛，配尺泽穴还可以疗治咳嗽，配肩髎穴可治肩痛。同时，该穴还是最能给你"带话"说明肺"近况"的穴位。所以，很多中医会在按摩此穴时，根据压痛的程度来诊断肺病等情况。

2. 列缺穴——不以善小而不为

列缺穴，为什么叫这个名字呢？还是让我们先来简单说说。列即裂，是破的意思。缺，即少。列缺穴的穴名指肺经经水在此破缺溃散并溢流四方。具体来说，本穴物质为孔最穴下行而来的地部经水，因其位处桡骨茎突上方，下行的经水被突出的桡骨（巨石）所挡。经水在此向外溢流破散，所以得名此穴。列缺穴在哪里？患者正坐或仰卧时，微曲肘，侧腕掌心相对，列缺穴位于人体的手腕内侧（大拇指侧下），能感觉到脉搏跳动之处。还有一个较为简便的取穴方法，就是将我们两手的虎口自然交叉，一手食指按在另一手桡骨茎突上，指尖下凹陷中就是本穴。

因为此穴有解表之能，所以平常那些因为疏忽而外感风寒所致的感冒，并因此出现的鼻塞、头痛等，此穴都管了。因为其与任脉有一定的通联关系，所以很多时候，对于耳鸣、眼睛干涩、手腕活动不便等，它也能助"一臂之力"。

3. 孔最穴——治咳最好

孔最，就是最能开孔通窍的意思。孔最是肺经的郄穴，孔最穴在哪里呢？孔最位于人体的前臂内则，先取掌后第一腕横纹及肘横纹之间的中点，由中点向上量1横指（1寸），摸前臂外侧骨头的内缘（桡骨尺侧），即是本穴。此穴主治急症，主要治疗急性出血性疾病。根据肺经的循行，可以看出本穴除了可以泻肺热、治疗咳嗽、气喘、咽喉肿痛等症状，对咳血、狼疮出血也有治疗作用。此外，本穴还是"治热病汗不出之第一要穴"，只因为汗不能出、咳嗽失声均属"孔窍不通"，按揉或拍打此穴能开窍。

◆ **寅时肺经当令，需深睡**

寅时指凌晨3:00—5:00。从脏腑值班的角度来看，这个时候是肺经在值夜班。肺能"朝百脉"，全身的气血都必须"朝会"于肺，再由肺调配输布于全身。养生讲求人体气机要顺其自然，所以中医的经脉是从肺经开始的，人体的气机也是从肺经开始的。

我们知道，阳气主动，阴气主静。而此时阳气已经逐渐生发。自然，人的身体也就处于一种由静变为动的过程之中了。这样说来，很多人可能就感觉似乎有些矛盾了。这时候阳气都生发了，怎么还需要深度睡眠呢？因为人体气血由静转动的过程，是通过深度睡眠来完成的。日常生活中，我们往往有这样的经验：寅时这个时候，往往一些体质比较虚弱的小孩会起夜小便，而老年人也往往在这个时候有醒或者咳嗽等的情况发生，尽管两者的表现形式不一样，但实质却是相同的，即气血不足。即使是身体健康的人，如果熬夜的话，也会深有体会，即凌晨3:00—4:00是最难熬的时候。为什么这个时候最难熬？因为肺在五脏的最高处，气血"朝会"于肺，所以肺输布于全身的趋势是向下的。拿中医的话说，就是气机是属于"肃降"的。所以，这个时候虽然熬夜的人是在苦干，但实际上，是在跟身体过不去，因为这个工作需要你违背身体的气机规律，将自己的阳气上调。熬夜工作的人也算是在做"舍己为人"的事情：对得起老板，但对不起身体。

凌晨3:00—4:00要深睡，说来有点意思，好像很多小偷都懂中医一样，他们往往会在这个时间段出手，因为一般这个时候人们都睡得最沉。从这个角度我们可以猜想，小偷在锁定目标对象后，应该最担心的就是家里的小孩和老人，而自恃有抓捕能力的年轻人往往也是睡眠最好的。当然，这个时候要特别提醒老年人和体质较差的小孩，如果经常在这个时候醒来小便，就代表气血比较虚；如果这个时候会醒，同时还有大汗淋漓的情况发生，那就不仅是"爱出汗"的问题了；如果经常会在凌晨4点左右出现燥热出汗的现象，而白天却总是畏寒怕冷，这种情况就属于典型的风寒束表、心火内盛，就是中医上常说的"冰包火"现象。中医认为汗是心之液，出汗太多就会损耗心气。如果在熟睡中出现盗汗，那就说明你收敛气的能力已经严重不足了。所以，如果您出现了早醒、盗汗的情况，就应该注意了。其发病的根源就是肺气不足，无力助心火驱散风寒，必须借助寅时肺气盛才能发汗解表。此时，可以选择虫草、花旗参等产品来滋补气血，调养一段时间后，即可恢复正常。

临床调查显示，就一天各个时间来看，死于凌晨3:00—4:00

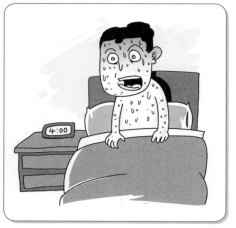

中医认为汗是心之液，出汗太多就会损耗心气。如果在熟睡中出现盗汗，那就说明你收敛气的能力已经严重不足了。

的心脏病患者明显高于其他时间段。这里一个主要的原因就是气血不足。所以，从中医所倡导的"起居有常"来看，心脏病患者在日常生活中一定不要过早起床，应刻意地晚起一会儿。起床前要在床上静躺5分钟，同时做深呼吸10次，再缓慢坐起，伸3~5次懒腰，下床喝1杯温开水后，再进行晨练或其他活动。

◆ 悲喜交加之喜胜悲

有这样一则故事：有一位老太太有两个儿子。老大是晒盐的，老二是卖伞的。老太太总是因为孩子的生意而伤悲。按理说，家里好歹也有两个老板了，有什么好伤悲的呢？因为在老太太看来，如果是阴天，那么老大的生意就不好；而如果是晴天，那么老二的伞又不知道卖给谁。所以，悲伤肺，搞得老太太的身体总是不理想，还哭得让人揪心。某一天，一位远方来做生意的人听说后，特地到老太太家要了碗水喝，并告诉她说："您老真是好福气呀！你看，晴天您的大儿子为您赚钱，雨天您的小儿子为您赚钱，你呀，无论是天晴还是下雨都有钱赚。"老太太一想很有道理，便高兴起来，身体的不适也就渐渐地离她而去了。

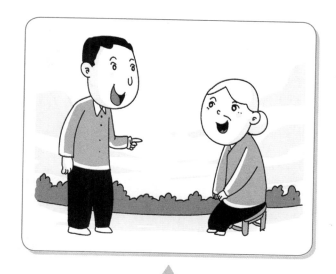

同一件事，换个角度去看待，将会得到不同的结果。积极的生活态度会带给人快乐、幸福和知足的感觉。

　　这则故事可谓悲喜交加的典型案例。从这里我们可以看出，即使是相同的事件，用不同的认知方式去对待，其对人身心的影响也就变得不一样。我们知道，有一个概念是"中和"，是利用物质的相互溶解性来实现的，这跟情志有什么关系呢？难道情志也可以"中和"？事实上就是如此。喜与悲给我们的感觉更多是势不两立，是一对冤家，如何用喜来胜悲，平和情志呢？

　　大家知道，悲在五声中对应的是哭，所以一个人伤心的时候，大多会出现流泪和哭啼的现象。对于哭，我们前面已经提及，只要不过分，是可以帮助人们把一些不良情绪疏泄出来的。但你是否有这样的体会或者说观察到这样的一个情况，如果一个人在哭了一小阵的时候，有人一逗他，大多时候会破涕而笑。如果是小孩子，大家不难理解，成人实际上也相类似。或许很多幽默的丈夫大多有这样的体会。这实际上就是情绪的一种"中和"，大不了你的爱妻再言不由衷地说你几句"坏蛋，你真坏"之类的话，事情就算是过去了。类似的事情在《医苑典故趣谈》就有记载，清朝一位

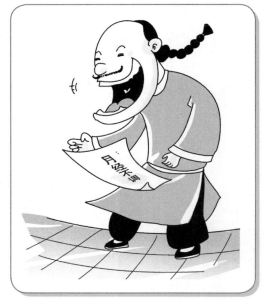

巡抚郁郁寡欢，家人请来名医为其治病，名医沉思良久，说巡抚患了"月经不调"。巡抚认为这个诊断荒唐可笑，一想起名医的诊断就大笑不止，于是心情逐渐好转。

喜到底是如何中和悲的呢？中医认为，"喜则气缓……喜则气和志达，荣卫通利，故气缓矣"。这里明确提出了"喜则气缓"之说，所谓的"气缓"指心气舒缓或和达。喜能使人精神兴奋、心情和达、气机通利。而悲呢？悲则气消，指过度悲忧，可使肺气抑郁、意志消沉、肺气耗伤。又有"心气虚则……实则笑不休"之说，可见，悲和喜在心气的虚实上相统一，故此二者具有了我们中和时候所说的"溶解性"。悲是心气之虚，而喜则为心气之实，一虚一实，一消一生，相融而平和。

喜中和悲，这一点也已经被证实。科学发现，患同样病的患者，在相同的条件下，相对于心情忧郁者而言，心情愉快的一方恢复得要快很多。俄罗斯有一位名叫皮罗戈夫的解剖学家经过长期观察发现，在战场上胜利者的伤口比失败者的伤口要愈合得

好。军队在撤退或长期防御时，伤员在医院治疗的时间要长一些；而进攻特别是胜利时，伤员恢复健康的速度要快得多。身体的伤口是如此，悲伤的情绪也相类似。可见，愉悦的心情对于身体健康的影响是积极的，而且效果显著。

上面是从情志所引起的气机升降运动来谈的。当然，中医情志相胜的基本理论，最初来源于五行。在五行的配属里，喜属火，而悲属金。大家都知道，火是可以融化金的。所以，过悲的时候，就需要用喜火来相克平定。这样看来，快乐不仅能帮助我们在日常生活中，拥有愉悦的心情，还能够让人走出忧伤。故建议大家多看看喜剧、听听相声，让自己的生活多一些笑声，少一些悲哀和忧伤。此外，还可以多做一些运动，多参加一些活动，唱唱歌，打打球，转移注意力。

从令人伤悲的逆境中去发现快乐吧！有两个人从铁窗朝外望去，一个人看到的是满地泥泞，而另一个人看到的却是满天繁星。再者，从残缺中发现快乐吧！想想，弥尔顿失去了视力，但却从诗篇中找到了乐趣，贝多芬失去了听力，但却从音乐中寻回了欢乐……所以，有人从这个角度说"态度决定成败"，还有人用类似的解释说"思路决定出路"。

俗话说"笑一笑十年少"，可见，只要不过度高兴，不仅可以疗治我们心灵的创伤，还能帮助我们找回健康和美丽呢。

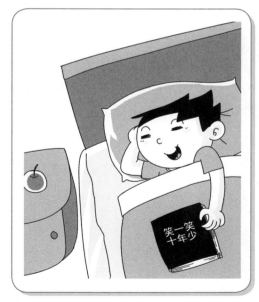

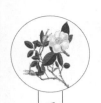

第四章

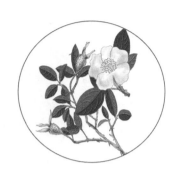

肝胆：排毒不添堵，
身体不受苦

　　养生先养心，养生先养肾，甚至养生先养肺都有提倡，好像肝胆备受冷落。事实上，肝如"老黄牛"，默默地为人体解毒。男人爱喝酒，酒伤肝已经为大家所共知。而女性即使不喝酒，因为肝藏血，女子每月的月经就使她们在养生的时候，必须遵循一条重要的规律：以肝为本。肝与胆相表里，胆主决断，贮藏和排泄胆汁，对人体也作出了不可磨灭的贡献。所以，人体健康不仅有心、肾、肺的功劳，还少不了"肝胆"的默默奉献。

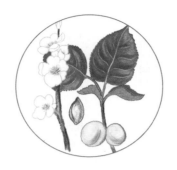

第一节　药王善治肝胆病

　　患了肝胆疾病怎么办？《千金要方》把肝胆疾病大致分为肝实热、肝虚寒、肝劳、筋极、胆实热、胆虚寒等，并针对其不同的症状进行辨证论治，给出了明确的治疗方法。走近《千金要方》的肝胆疾病治疗，了解其养生智慧，我们一定会受益匪浅。

◆ 肝虚寒

《千金要方·肝虚实》说："右手关上脉阴虚者，足厥阴经也，病苦胁下坚，寒热腹满、不欲饮食、腹胀、悒悒不乐、妇人月经不利、腰腹痛，名曰肝虚寒。"肝虚寒证的主要病机为肝阳虚，因此温补肝阳是其基本的治疗方法。但由于其常合并有肝血虚的因素，故尚须同时考虑其体阴用阳的生理特点，因而其具体办法上有别于其他脏腑的虚寒证。

1. 本身病变所表现的症状

肝脏本身病变所表现的症状又称为本证，如胁肋痞胀或隐隐作痛、畏寒肢冷、善悲易恐、郁郁不乐、精神萎靡、少气懒言、面色黧黑、舌淡苔白滑、脉弦细或沉细无力。它反映了肝虚寒证最基本的病理变化。

2. 在其经脉循行部位上所反映出来的症状

肝虚寒在其经脉循行部位上所反映出来的症状也称为或然证。由于个体差异，这组症状在临床上的表现极为复杂多变，或见头顶疼痛、吐涎沫；或见囊缩、阳痿、小腹冷痛；或见月经不调、痛经、漏下、经色淡；或见胁下痞块、胁下坚满、胁痛隐隐；或见胃脘冷痛、腹胀、口吐清水、不欲饮水；或见关节不利、筋脉萎软、爪甲干枯等。

总结历代医家的经验，肝虚寒证的治疗当以养血和脉、温补肝阳为基本原则，临床上多以暖肝煎为基本方。但由于个体差异，肝虚寒证的临床表现常常有所不同，须根据其主症加以调整。

其一，以神志变化为主症，表现为闷闷不乐、精神恍惚、善悲易恐、沉默痴呆、少气懒言、舌淡苔白滑者，宜选用桂甘龙牡汤加淫羊藿、巴戟天等温补肝阳、镇静安神。桂甘龙牡汤由桂枝、甘草、龙骨、牡蛎4味药组成。此方能够镇惊安神、通阳止汗，用于治疗心悸怔忡、汗出肢冷、舌质淡润等症。这里需要说明的是，精神分裂症、焦虑症、抑郁症常有类似的临床表现，在病理上与肝虚寒证的病机有相通之处。中医目前多采用泻火化痰、重镇安神法治疗，但疗效欠佳，不妨采用温肝法试试。

其二，以胁下痞块、坚满、腹胀不欲饮食为主症者，为肝痞证，宜选用《圣济总录》茱萸汤加鳖甲、牡蛎，温肝散寒、软坚散结。乙肝后期常表现为肝大、精神疲惫、腹胀、不欲饮食、少气懒言、形寒肢冷，与肝虚寒证十分吻合。若能采用温补肝阳法，可另辟一条蹊径。

其三，以头顶冷痛伴吐涎沫为主症者，为肝胃虚寒并见，宜选吴茱萸汤加减温肝暖胃、降逆泄浊。

其四，以四肢厥冷为主症者，宜选用当归四逆加吴茱萸生姜汤，温肝散寒、养血通脉。

其五，筋脉拘挛或痿软、关节不利同时兼有肝虚寒证者，可温肝散寒、养血和血、通脉活络；如为中风后遗症，半身不遂、口眼歪斜、四肢欠温、痿软无力或肢体纵缓不收，久治不效者，可采用叶天士温补肝阳法进行施治，药用肉苁蓉、巴戟天、沙苑子、精羊肉胶等。

其六，月经不利，经来小腹冷痛、经色淡，或漏下，伴形寒肢冷、精神疲惫、倦怠乏力者，可选用温经汤或芎归胶艾汤，温肝散寒、调和冲任。

其七，胁痛隐隐伴胃脘冷痛或隐痛、呕酸呃气、四肢不温、痿软无力而久用温脾暖胃法不效者，当考虑肝阳不振，方选大建中汤温肝暖胃。

孙思邈根据肝虚寒表现的不同，制定了不同的方剂，有补肝汤、补肝散、防风补煎方、槟榔汤4个方剂。

方一 补肝汤

【组成】甘草、桂心、山茱萸各3克，细辛、桃仁、柏子仁、茯苓、防风各6克，大枣24颗。

【用法】将以上各药切碎，用1800毫升水煎煮，取汁1000毫升，去渣，分3次服用。

主治

此方为暖肝益气方，主治由肝气不足而致的两胁下满、筋脉拘急、不得太息、四肢厥冷、心腹疼痛、目视不明以及女子心痛乳痛、膝热消渴、爪甲干枯、口面色青等。

方二 补肝散

【组成】山茱萸、桂心、薯蓣、天雄、茯苓、人参各3.75克，芎䓖、白术、独活、五加皮、大黄各5.25克，防风、干姜、丹参、厚朴、细辛、桔梗各4.5克，甘菊花、甘草各3克，贯众1.5克，橘皮2.25克，陈麦曲、大麦蘖各10克。

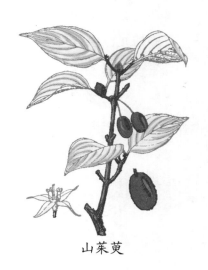

山茱萸

【用法】将以上各药切捣并过筛为散，每次用酒服下1克，每天2服。

主治

此方为暖肝益气方，能消食、破气、止泪，主治左胁偏痛日久、宿食不消、目视不明、迎风流泪和风寒。

方 三 防风补煎方

【组成】防风、细辛、芎䓖、白鲜皮、独活、甘草各9克，橘皮6克，大枣21颗，甘竹叶（切）100克，蜜100毫升。

【用法】先取前九味用2400毫升水煎煮，取汁1600毫升，去渣，入蜜再煎2沸，分为4服，日间3服，夜间1服。

主治

本方为养肝明目方，主治由肝虚寒而致的两眼昏花、视物不明等。

方 四 槟榔汤

【组成】槟榔24颗，母姜21克，附子7颗，茯苓、橘皮、桂心各9克，桔梗、白术各12克，吴茱萸15克。

【用法】将以上各药切碎，用1800毫升水煎煮，取汁600毫升，去渣，分3次温服。

主治

此方为温阳行气方，主治由肝中虚寒而致的胁下痛、胀满气急、双目浑浊、视物不清等。若气喘，加芎䓖9克、半夏12克、甘草6克。

◆ **肝实热**

《千金要方·肝虚实》曰："左手关上脉阴实者，足厥阴经也，病苦心下坚满，常两胁痛，息忿忿如怒状，名曰肝实热也。"

这句话概括了肝实热的主要病理，从其表现的症状来看，主要是由肝经伏热引起的气机郁滞兼或有伤及肝脏阴液的征候。肝经实热的一个主要原因是情志不畅引起肝脏机能的改变，从而影响气机的升降，郁而化热，上逆犯肺而出现喘逆，火热内伤又可引起情志及精神的异常而出现恐惧、谬说有人等症状，伤及肝血导致视物不明。总之，肝实热的病理是由火热引起的肝脏生理功能失常或累及他脏甚及全身机能的改变，因此治疗上应以清泄肝火为主，兼顾其他脏腑，或疏理气机，或调畅情志，或养血益阴，或安神定志等，而《千金要方》在肝实热下所列的几首方剂正是这些具体治法的体现，下面我们举例说明。

方一 泻肝前胡汤

【组成】前胡、秦皮、细辛、栀子仁、黄芩、升麻、蕤仁、决明子各9克，苦竹叶（切）10克，车前叶（切）10克，芒硝9克。

【用法】将以上各药切碎，用1800毫升水煎煮，取汁600毫升，去渣，入芒硝，分3次服用。

主治

此方为清肝泄热方，主治由肝脏实热而致的目痛、胸满、气急烦闷等。

方二 竹沥泄热汤

【组成】竹沥200毫升，麻黄225克，石膏6克，生姜、芍药各3克，大青、栀子仁、升麻、茯苓、玄参、知母各2.25克，生葛6克。

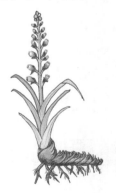

知母

【用法】将以上各药切

碎，用1800毫升水煎煮，取汁500毫升，去渣，入竹沥再煎两三沸，分3次服用。

克，细辛6克，甘草3克，升麻、黄芩各4.5克，大枣5颗，射干3克，酸枣仁2.25克。

【用法】将以上各药共研为粗末，每取2克用布帛包裹，用400毫升井花水煎煮，不时翻动药包，取汁200毫升，分2次服用。

主治

此方为清肝泄热方，主治由肝脏实热导致的喘逆闷恐、视物不清、狂悸妄言等。

方三 防风煮散

【组成】防风、茯苓、萎蕤、白术、橘皮、丹参各5.25

主治

此方为清肝泻热方，主治由肝实热而致的梦恐虚惊。

以上所列方剂虽然都以治疗肝实热为主，但从具体的治疗原则上来讲，又各有侧重点。就拿竹沥泄热汤和泻肝前胡汤来说吧，一方面，从其各自药物组成来看，这两个方剂中清热泻火、发散攻邪的药物不管是从数量上，还是从剂量上，都占有绝对的优势，因此两者的功效也侧重于攻邪；另一方面，虽同为肝实热的病机，但由于个体的差异及邪气的强弱，其临床表现也不尽相同。例如，竹沥泄热汤主治喘逆闷恐、目视物不明、狂悸等由邪热亢盛所致的神志改变及痰壅气逆，所以在治疗上多以清火为主要原则，但在具体用药上则注重脏腑生理功能上的联系，急则治其标，用麻黄、升麻配伍石膏等寒性药物散上焦邪火，使火邪顺势而发，甚者加用芒硝通利大肠以泄上盛之热，取上下分消之意，用心可谓良苦；而泻肝前胡汤主治以邪热循经症状，所以用药在清热泻火的基础上偏重于选用入肝经清热利窍之品，如决明子、秦皮等，以泻肝经实火湿热，利窍明目；而防风煮散除了肝实热的基本表现，还涉及心、脾两个脏器，病势亦不如前两方急迫，属实中已见虚象，所以此方中又适当地加入了调理心脾的药物，如用茯苓、白术、大枣、甘草等补益脾胃的药物，正如仲景云"见肝之病、知肝传脾、当先实脾"，既可防止邪气太盛克伐脾土，又可助运中州、化生气血以柔肝养血，可谓一举两得。

总而言之，肝实热的治疗，要兼顾原则性和灵活性，充分注意肝脏的生理特点，在具体治疗上又要时刻关注肝与其他脏腑的关系，各种治法互相配合、相得益彰，形成一套完整清晰的辨证思路；在药物应用上也别具特色，使治法在药物的配伍中充分体现，形成了治法与方药的辨证统一。

◆ 肝 劳

肝劳为五脏劳伤之一，是一种眼病，相当于西医的视疲劳，其症状为久视之后，出现眼胀、头痛、头晕、眼眶胀痛等。因肝开窍于目，故名肝劳，这种病相当于西医所称的视疲劳。本病多由精神刺激、久视劳心伤神、肝肾精血亏耗、精血不足、筋失所养、调节失司、目中经络涩滞所致。

临床上可见在长期近距离的工作、学习后，两眼昏花或视物模糊，眼干涩不适，眼珠胀痛，睑重欲闭，头额闷痛，眼眶、眉棱骨痛，检查眼部无明显异常，或有近视、远视、老花眼或隐斜视，全身可兼见心烦欲呕，休息之后症状缓解或消失。眼压不高，视野正常。

肝劳应与青风内障区别。青风内障类似于西医所称的原发性开角型青光眼，可有眼胀、头目疼痛等症状，又有眼珠变硬、眼压增高、视野缩小等症状。而肝劳的眼底、眼压、视野均正常。

《千金要方·肝劳》曰："肝劳病者，补心气以益之，心旺则感于肝矣。"意思是说肝劳患者，应补益心气，心气旺才能感于肝。孙思邈根据肝劳表现的不同，制定了猪膏酒方剂，利用内治法来治疗肝劳。

（方）**猪膏酒**

【组成】猪膏、姜汁各800毫升。

【用法】两药相合，置微火上煎熬，取汁600毫升，入酒100毫升再煎，分3次服用。

主治

本方为暖肝益气方，主治由肝劳虚寒、关格劳涩、闭塞不通而致的毛发憔悴、面色无泽等。

◆ **筋 极**

什么是筋极病呢？在生活中，许多人都有这样的切身体验——腿脚抽筋，尤其是晚上睡觉时更容易抽筋。腿脚抽过筋的人对那种痛一定刻骨铭心，就好像腿脚不听使唤了，筋都缩成一团一样。只有狠狠地蹬几下腿或用手把脚指头使劲拉一下，才能缓解那种疼痛。筋极病就是我们所说的抽筋或转筋，为六极[①]病症之一，临床表现为筋脉疲怠、肌肉转筋、十指甲痛、疲倦不能久立，甚则舌卷囊缩为主要症候。《千金要方·肝脏·筋极》说："凡筋极者，主肝也。肝应筋，筋与肝合。肝有病，从筋生。"意思是说凡筋极病，都主肝，肝与筋相应，筋与肝相合，

---

① 六极指筋极、骨极、血极、肌极、精极和气极。

肝有病从筋生。《千金要方·肝脏·筋极》又说，把春天遇病称为筋痹，筋痹。如果没有痊愈，又受到邪气的侵扰，在内侵害肝脏。于是，阳气进入体内，阴气外泄。外泄就会导致内虚，内虚就会导致筋虚，筋虚就会让人悲伤，进而出现眼睛底下颜色发青或苍白的现象。如果伤了寒邪，就会筋不能转动，十个指甲都痛，并且经常转筋。病因是春天受了风邪，风侵袭筋导致肝虚风。阳气一旦在内发动，就会导致肝气盛实。肝气盛实就会筋实，筋实就会让人易怒，且喉咙干燥。伤热就会咳嗽，咳嗽就会胁下疼痛不能转侧，再加上脚下满痛，所以称为肝实风。如果阳气轻就放任它，重就消减它，衰竭就旺盛它。审察阴、阳，然后分辨刚柔。如果阳病就治阴，阴病则治阳。

现代医学认为，引起筋极这种病的主要原因有以下4种。

①外界环境的寒冷刺激，如冬季夜里室温较低，睡眠时盖的被子过薄或腿脚露到被外。

②疲劳、睡眠、休息不足或休息过多导致局部酸性代谢产物堆积，均可引起肌肉痉挛。例如，走路或运动时间过长，使下肢过度疲劳或休息睡眠不足，都可使乳酸堆积；睡眠休息过多、过长，血液循环减慢，使二氧化碳堆积等。

③ 睡眠姿势不好。例如，长时间仰卧，使被子压在脚面上，或长时间俯卧，使脚面抵在床铺上，迫使小腿某些肌肉长时间处于绝对放松状态，引起肌肉"被动挛缩"。

④老年妇女雌激素下降，骨质疏松，都会使血钙水平过低，肌肉应激性增加，而常发生痉挛。

不管是中医还是西医，都讲究在病情萌动时期进行及时医治。孙思邈根据筋极病的不同表现，分别列出了4个方剂。

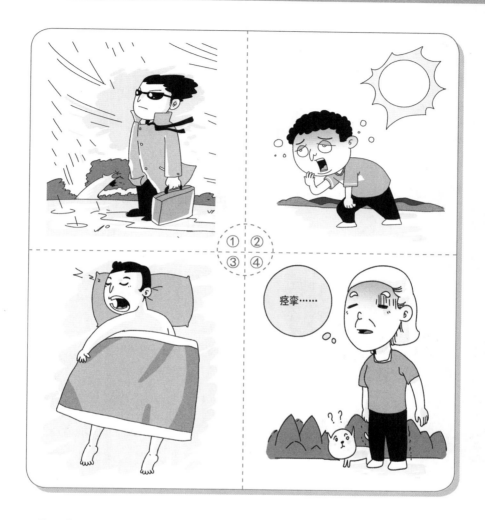

① ②
③ ④

痉挛……

方 一　橘皮通气汤

【组成】橘皮12克，白术、石膏各15克，细辛、当归、桂心、茯苓各6克，香豉16克。

【用法】将以上诸药切碎，用1800毫升水煎煮去渣，取汁600毫升，分3次服用。

主治

本方为行气止痛方，主治由筋实极而致的咳嗽，以及咳嗽牵引两胁下缩痛、痛甚则不可转动等。

方二 丹参煮散

【组成】丹参9克，芎䓖、杜仲、续断、地骨皮各6克，当归、通草、干地黄、麦门冬、升麻、禹余粮、麻黄各5.25克，牛膝6.75克，生姜（切，炒至焦干）、牡蛎各6克，甘草、桂心各3.75克。

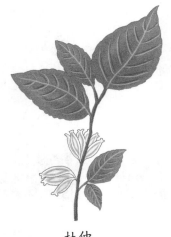

杜仲

【用法】将以上诸药切捣并过筛为粗散，每次取2克用布袋盛贮、用400毫升井花水（早晨刚刚从井中打的水）煎煮，取汁200毫升，一次服完，每日2次。

主治

此方为活血舒筋方，主治筋实极，症见两脚下满痛、不能久行、脚心痛如割筋断折、痛不可忍。

方三 地黄煎

【组成】生地黄汁600毫升，生葛汁、生玄参汁各200毫升，大黄、升麻各6克，栀子仁、麻黄、水牛角各9克，石膏15克，芍药12克。

【用法】将以上诸药切碎，用1400毫升水煎煮，取汁400毫升，去渣，入地黄汁煎1～2沸，入生葛汁、生玄参汁等再煎，取汁600毫升，分为3服，每天2次。

主治

本方为清热止痉方，主治筋实极，症见手足爪甲或青或黄或黑、四肢筋急、烦闷等。

方四　五加皮酒

【组成】五加皮48克，枳壳20克，大麻仁45克，猪椒根皮、丹参各24克，桂心、当归、甘草各9克，天雄、秦椒、白鲜、通草各12克，干姜15克，薏苡仁9克，芎劳15克。

【用法】将以上诸药切碎，放入绢袋中，用8000毫升清酒浸泡，春夏两季4天，秋冬两季6～7天，初服120～140毫升，可逐渐加量，以痊愈为度。

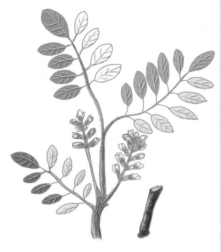

甘草

主治

本方为祛风通痹方，主治筋虚极及筋痹，症见面色苍白、好悲思、四肢嘘吸、脚手拘挛、伸动缩急、腹中转痛等。

◆ 胆虚寒

胆虚寒是由胆受寒邪所致的症候。《千金要方》认为，左手关部脉象阳虚者，是足少阳胆经阳虚的征象，症状是晕眩痿厥、足趾不能摇动、足病不能行走、动则跌倒、眼睛发黄、失精、看不清东西，称为胆虚寒。治疗此病宜温胆安神或养心安神。

孙思邈在《千金要方》中对胆虚寒进行辨证论治，采取了以下中药方剂。

方一 温胆汤

【组成】半夏、竹茹、枳实各6克，橘皮9克，生姜12克，甘草3克。

【用法】将以上诸药分别切碎，用1600毫升水煎煮，去渣，取汁400毫升，分为3服。

主治

此方为温胆安神方，主治由大病以后胆腑虚寒而致的虚烦不得入眠。

方二 酸枣汤

【组成】酸枣仁54克，人参、桂心、生姜各6克，石膏12克，茯苓、知母各9克，甘草4.5克。

【用法】将以上诸药分别切碎，先取酸枣仁用2000毫升水煎煮，取汁1400毫升，去枣仁，入其他药再煎，取汁600毫升，分3次服用，每日3次。

主治

此方为养心安神方，主治虚劳、烦扰不安、胸中气逆、夜不能眠等症。

方三 栀子汤

【组成】大个的栀子14颗，豆豉11.2克。

【用法】先取栀子用800毫升水煎煮，取汁500毫升，入豉再煎3沸，去渣，取汁300毫升，分2次温服。

主治

此方为清热宁神方，主治严重下痢后虚劳不得入眠。

方四 千里流水汤

【组成】半夏、麦门冬各9克，茯苓12克，酸枣仁36克，甘草、桂心、黄芩、远志、草薢、人参、生姜各6克，秫米20克。

【用法】将以上诸药分别

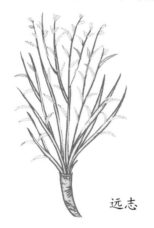

远志

切碎，先取秫米用10000毫升长流水煎煮，煎至沸腾如蟹目状，扬汤数次，取清汁2000毫升，入他药再煎，取汁500毫升，分3次服用。

此方为养心安神方，主治虚烦不得入眠。

◆ 胆实热

胆实热是由胆感受热邪所致的症候。《千金要方·胆腑》认为，左手关部脉象阳实，是足少阳胆经阳实的征象，其病症表现为精神不安、腹中气满、吃不下饭、咽喉干燥、头痛、恶寒、胁痛，称为胆实热。治疗本病宜清胆安神，孙思邈在《千金要方》中采用了半夏千里流水汤。

方 半夏千里流水汤

【组成】半夏、宿姜各9克，生地黄15克，酸枣仁9克，黄芩3克，远志、茯苓各6克，秫米20克。

【用法】将以上诸药分别切碎，先取秫米用10000毫升长流水煎煮，煎至沸腾如蟹目状，反复搅和并扬汤，澄清，取汁1800毫升煎煮上药，取汁700毫升，分3次服用。

主治

此方为清胆安神方，主治由胆腑实热所致的精神不宁。

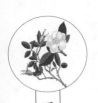

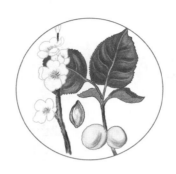

第二节　肝胆的常规保健

　　肝脏是人体内最大的消化腺，最能"忍辱负重"。它天天都要化解血液中的各种毒素，承受各种压力，发怒伤肝、抑郁伤肝、过劳伤肝，但肝依然会默默地工作，直至筋疲力尽。肝脏分泌胆汁，"肝胆相照"正好说明了肝胆功能互相依存。肝胆是我们消解生活压力的本钱，因此我们一定要好好地护理它们，否则损及健康。

◆ 疏通肝经，止怒气血顺

足厥阴肝经，简称肝经。《千金方》说："厥阴者，肝脉也。"《千金方》还说，足厥阴肝经起于大趾关节体毛聚汇的边缘，在离内踝1寸的地方，沿着足背上侧向上，在内踝上方8寸的地方从足太阴脾经的后面交会；出来后，再沿着膝弯内侧，以及大腿内侧进入阴毛中，绕过阴器，抵达小腹，挟胃的两旁，属于肝经，联络胆，向上穿过膈，分布在胁，沿着喉咙之后，向上进入鼻咽，与目系相连，再向上从额部穿出，与督脉在巅顶交会。它的支脉从目系出来，下行到面颊里面并环绕于口唇之内。它的另一支脉又从肝分出，另行穿过膈向上行，注入肺中。

从与脏腑的相互关系来看，肝经交涉甚广，与肝、胆、胃、肺、膈、眼、头部、鼻咽喉都有联系。肝经尽管穴位不多，走过的路与人体其他的经脉相比也不算长，但我们丝毫不能忽视其作用。这一点，从其出现问题后身体要遭的罪，就能略知其一二。如果肝经出了问题，首先，就是你不能挺起腰板做人了，因为你会腰痛得不能伸直；其次，你也不能很好地说话了，因为你咽干胸闷，感觉喉咙被东西堵住一样；再者，你别想安心地坐在那里写东西，不能安心地在电脑上面搓麻将、斗地主了，因为你可能上吐下泻、遗尿或尿不出、疝气或腹部两侧疼痛；甚至影响你的形象，看上去面色晦暗。难怪《千金方》说，这条经脉受外邪所动，会导致腰痛不可俯仰，男人患颓疝，妇女小腹肿，严重的会呕吐得胃腹俱空、口舌干涸、面尘脱色。

足厥阴肝经起于大敦穴，止于期门穴，左右各14穴。那么，什么时候按摩肝经最好呢？肝经的气血在丑时最旺，也就是凌晨

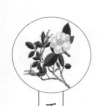

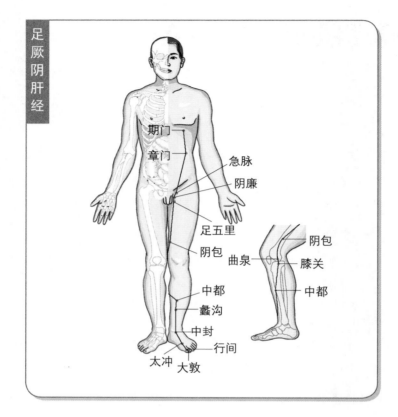

足厥阴肝经

期门
章门
急脉
阴廉
足五里
阴包
曲泉
阴包
膝关
中都
中都
蠡沟
中封
行间
太冲
大敦

1:00—3:00。然而，此时人体阴气开始下降，阳气开始上升，所以应该安静地休息，以顺应自然。故按摩肝经最好改在同名经手厥阴心包经旺时，即19:00—21:00。这里我们需要注意一点，肝经上的穴位，有的可以一带而过，了解一下即可，有的则需要每天反反复复地揉摩。因为有的穴位会像你的终身伴侣一样，不离不弃地伴随您一生。

1. 太冲穴与夜不能寐

太冲穴，太，即大的意思，冲，具有喷射之意。这里指肝经的水湿风气在此向上冲行。其位置在足背侧，在第1跖骨间隙的后方凹陷处。太冲穴堪称人体第一大要穴，也是人体排出内浊物的最大穴。它为什么有此功能呢？因为肝是人体的解毒工厂，要把体内的毒排干净，想要血液清洁，就得把这个解毒工厂建设好，而肝的原穴是太冲穴，是能从源头上解决这个问题的。

按照身体十二经的气血循行来看，肝经的经气在丑时最旺，也就是凌晨1:00—3:00。这个时候人们都在睡觉，但偏偏有些人就是在这个时段睡不着。工作和生活有压力的人睡不着还能理解，有些人生活十分富足，没有一点压力，也睡不着；有些人能睡着，但睡眠质量特别差，常常做噩梦，以致每天起来都无精打采或者莫名其妙地烦躁。这究竟是为什么呢？中医讲心主神，肝主魂，心肝不交，就是魂不守神。中医经常说有的人没魂了，没魂的人他能好好睡觉吗？因此，中医的解决办法就是让魂回去。那么，怎么让肝魂回去？除了吃平肝潜阳的药，每晚睡前按揉一下肝经上的太冲穴以及其他重要穴位，就能"还魂"于心神。如果心神相交，你就可以睡上一个安稳觉了。

中医讲"怒伤肝"，如果你晚上因生闷气而睡不着的话，建议你找自己的消气大穴——太冲。如果你经常按揉太冲穴，就会发现自己的心态会变得十分平和，看问题和解决问题的方式方法都跟以前大不相同了。比如，有时有人存心跟你过不去，但您都会一笑了之。

按揉太冲穴有一定的讲究，首先要把指甲剪平、剪光滑；然后掐进去，仔细找一找最痛的点；最后把它转移到行间穴。因为行间是散心火的，一旦火散到行间就基本上发出去了。这里需要注意一点，按揉的时候要从太冲穴揉到行间，而不是从行间揉到太冲。如果揉法相反，则会适得其反。这里切忌掐破皮，一旦掐破气，就把气都撒自己身上了。

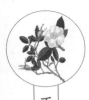

2. 太冲穴与月经失调

太冲穴是治各类肝病的特效穴位，也是肝经上最重要的穴位。经常按揉此穴能够平肝清热、降血压，对女性的月经不调也很有疗效。比如，生活中有许多女性的月经总是提前或延长，一点规律性都没有；月经的颜色深红，伴有块状；莫名其妙地发热；经前几天腰酸腿软；特别烦躁，想发无名火。这在中医来讲就是肝的问题，因为肝主藏血，肝经有热会导致这种情况的发生。在月经来临之前的一周每天在19:00—21:00之间按揉太冲穴3~5分钟，每个月经周期前都坚持做，两个月后就会有明显的疗效。比如，痛经不痛了，经前的烦躁、紧张没有了，经期也恢复正常了。

3. 行间穴与期门穴——拯救肝脏的无名英雄

行间穴位于足背侧，当第1、2趾间，趾蹼缘的后方赤白肉际处。此穴是一个火穴，肝属木，木生火，因此如果有人肝火太盛，就需泻其心火。行间穴就是一个泻心火的穴位。如果您经常两肋胀痛、嘴苦，那是肝火旺；而如果是腮帮子肿、口腔溃疡、牙痛、鼻出血，尤其是舌尖长水泡，则是心火盛，这时火已经不在肝上。换句话说就是，憋在身体里面的火，由肝经管；已经发出来的火，则归心经管。多揉行间穴就可以消火，对治疗各种类型的肝炎也有很好的辅助效果。

十二经气血运行，早上肺经云门穴主开，晚上肝经期门穴主关，意为十二经脉运行一周期的终止穴。因此，每天早上刺激云门，晚上刺激期门，可调节全身气血运行不畅之症。期门是肝的募穴，直接疏肝理气，是治疗一切肝胆疾病的主要穴位。肝病患者没有食欲、想吐、容易疲劳，治疗上也十分麻烦，但我们必须学会与肝病"和平共处"，保持心情平和。坚持每天按揉期门穴，将在很大程度上改善肝病带来的危害。期门穴位于乳头下二肋，第6、7肋间隙中，当正中线旁4寸处。

◆ 丑时肝经当令，益养肝气

丑时指凌晨1:00—3:00，这个时候是肝经当令，主管全身气血的循行，肝经是十二经脉之一。它的循行路线：在体内，属肝、络胆，并与生殖器、胃、横膈膜、咽喉、眼球相连。在体表，由足大趾经下肢内侧（由前部转向中部）、外阴部、腹部，止于侧胸部。肝经出现问题的时候，多会出现呕逆、腰痛、下痢、遗尿、小便不通、月经不调、子宫出血、口咽干燥、面色暗晦等症状和病症。

从十二生肖来看，丑对应的是牛，耕田犁地的为什么是牛，而不是更有力量的大象、老虎和狮子呢？可见，不仅是因为牛有力量，还因为牛温顺和任劳任怨。这里，将丑时与牛对应就是因为此时阳气虽然已经生发，但升中有降，还要有所收敛。很多人很纳闷，自己腹泻的时候，为什么拉的都是清水，却渐渐枯瘦，渐渐变得跟霜打过的茄子一样没有精神。这里，一个主要的原因就是肾精闭藏不足，肝是贮藏血液的脏器，对周身血液的分布具有调节作用。肝性如木，而水生木，所以如果冬天没有贮藏东西，木就生不起来。如果生发出了问题，人想的就是睡觉，整天睡不着还整天离不开床，人的精神自然就不会好。此外，往往还会有整天什么东西都没吃，但就是肚子胀的症状。其实，这是因为肝木会克脾土，气憋在膻中穴，所以若非赌气，一般生气的时候就吃不下饭。

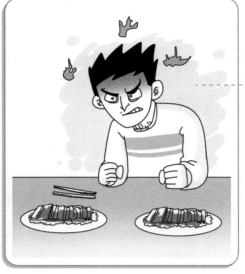

肝木会克脾土，人一旦生气，气憋在膻中穴，就吃不下饭。

为什么握力好的人大多长寿？

这实际上是与我们前面提到的肝主筋有关，皮肤有弹性也主要是肝所主的缘故。而握力好主要是筋的弹性好，这就像我们平常系东西一样，用棉线和富有弹性的胶皮带就很不一样。往往棉线缠的东西在运输的过程中随着震动就会越来越松，而胶皮带则会在这个过程中随着震动而牢牢地"抓"住物体。而筋弹性的大小又主要取决于其肝气是否充盈，所以长寿老人握力好，反映的是他们肝气足。这一点从很多小孩子出生的时候，手是紧紧攥着拳头的，也可以看出来，所以并非很多人所说的孩子一出生就知道世间"三分天注定，七分靠打拼"的那样，这是一种成人附加后的臆想。如何来练习这种握力呢？方法很多，但大可不必动用那些现代化的专业运动器械，因为那样太累了。这里建议你像很多老人那样，选两个核桃放在两手，没事就顺时针逆时针地转。如果这还嫌带着是个麻烦，则可以选择和自己较劲。怎么较劲呢？用双手相握，掌心相向，持续使劲，多坚持几次就会渐渐地增加握力，从而使肝气生发之力充足。

◆ 悲胜怒，情志养肝补泻有道

生气了怎么办？对于身体健康的调理来说，早就不需要就事论事地去说理了，更多的是需要大家调节情绪，疏泄好不良情绪，让其耗散。拿两口子吵架来说，不能就事论事，简单地劝慰也没有什么大的效果，弄得不好还会倒打一耙，给你来一句"站着说话不腰疼"，把你气得要命。与其如此，不如换个方式：如果你们的争吵只是意见上的分歧，并没有感情上的彻底破裂，那么除了建议你去精心呵护对方、去爱他（她），还要诚心地把对方"气哭"才行。

为什么要诚心地去气哭对方呢？因为肝主怒，当一个人生气的时候，其身体内部可谓怒气满胸，这时候肝气非常旺盛。如果这个时候跟你吵架（更愿意说是"互动"，因为吵架是一种交流的方式）的一方走了，就等于关上了放气的阀门，这个气就瘀滞在里面了，瘀久就会化热，回来就会接着吵。如果被气哭了，哭的时候肺气就旺盛了，就把肝气平下去了。所以，很多时候，有什么不顺心的事儿，大哭一场，哭完就没事了。所以，你去看，那些尽管脾气很大，生起气来甚至有点吓人的人，无论是男性和女性，只要他们爱哭，一般都是属于"不爱记仇"的人。

从这个意义上讲，气哭人并不是教你使坏，而是一种治疗方式，有那么点用言语给对方按摩的意思。从理论上看，就是中医上讲的"悲胜怒"。

在五行的相生相克中，中医将生的一方称为"母"，而将被

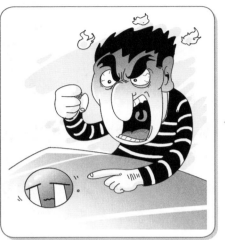

悲胜怒，当一个人生气的时候，怒气满胸，肝气非常旺盛。如果这个时候吵架，如果生气的一方被气哭了，其身体的肺气就旺盛了，可以把肝气平下去。反倒没事了。

生的一方称为"子"。既然是母生子，子来源于母，那么就很明显，"母"旺则"子"旺，"母"虚则"子"虚。为了更为具体和明确，让我们先来看看这种"母与子"的关系在身体调理上的应用。

五脏的相生关系决定了母脏和子脏之间存在着相互依存、相互补充的关系。中医是如何利用这一关系的呢？中医上根据情况的不同，大体采用两种方式：一是补，二是泻。"虚则补其母"，即通过"补母"的方法来治疗子脏虚弱的情况；"实则泻其子"，即通过"泻子"的方法来治疗母脏有余、亢进性的情况。

五脏之间的相生关系如果正常，则各脏器就可以按部就班，发挥最大功能；如果相生作用不足，则子脏就会因为失去母脏的协助而出现功能衰退或障碍。当然，在一个链条出现了问题后，其他的也就相应地会受到伤害，从而影响人体正常的动态平衡，出现各种疾病。

悲胜怒，肝志为怒。过怒则肝气横逆，气血并走于上，表现为烦躁冲动、面赤头痛、眩晕耳鸣，甚而像周瑜先生那样出现吐血的情况，轻则昏厥，重则丧命；而相对应的是，悲则气消。这就像我们扫地的时候，尘土飞扬，只要撒些水就会抑制其飞扬一样。悲可顿挫其怒的激扬之势而建清肃之功，故曰"悲胜怒"。值其嗔怒之际，医生应晓之以理，动之以情，极尽宽慰劝解之能事，令其感动而泣，则怒气多可随之而泄。正如张子和在《儒门事亲》中阐释情志养生的时候所说，"悲可以治怒，以怆恻苦楚之言感之；喜可以治悲，以谑浪亵狎之言娱之；恐可以治喜，以迫遽死亡之言怖之；怒可以治思，以污辱欺罔之言触之；思可以治恐，以虑彼志此之言夺之。凡此五者，必诡诈谲怪，无所不至，然后可以动人耳目，易人听视。若胸中无材器之人，亦不能用此五法也"。

◆ 酒少量，以酒为浆伤肝脏

"酒是一把双刃剑"，这句话精辟地道出了酒对健康影响的两面性。酒有多种，其性味功效大同小异。一般而言，酒性温而味辛，温者能祛寒、疏导，辛者能发散、疏导，所以酒能疏通经脉、行气活血、蠲痹散结、温阳祛寒，能疏肝解郁、宣情畅意；又因酒为谷物酿造之精华，故还能补益肠胃。

中医学认为，肝藏血，主疏泄，适量饮酒可以舒畅肝气，但大量饮酒或酗酒就会损伤肝的阴血。这就好比烧水，肝是锅，血是水，酒就是火。用小火慢慢煮，水会慢慢受热变成开水；如果水烧开了还不熄火，继续烧，水就会继续沸腾，变成水蒸气挥发掉，最后把烧水的锅也给烧焦了，肝病也就不请自来了。所以，大量饮酒或酗酒对身体绝没有好处，难怪有人说"酒杯虽小淹死人"，一语道破贪杯的后果。

那么，如何喝酒才有益于身体健康呢？

1. 辨证选酒

中医学认为，饮酒养生较适宜于年老者、阳气不振者、气血运行迟缓者，以及体内有寒气、有痹阻、有瘀滞者。这是就单纯的酒而言，不是指药酒。药酒随所用药物的不同而具有不同的功能，用补者有滋阴、温阳、补血、益气的不同，用攻者有理气、行血、消积、化痰、燥湿等的区别，因而不可一概用之。有寒者用酒宜温，而有热者用酒宜清；体虚者用补酒，血脉不通者则用行气活血通络的药酒。所以，有意用药酒养生者最好在医生的指导下作出选择。

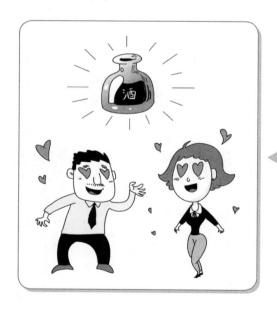

饮酒要因人而异，年老者、阳气不振者、气血运行迟缓者，以及体内有寒气、痹阻、瘀滞者较适宜适量饮酒养生。

2. 适量饮酒

适量饮酒对于养生来说是至关重要的。古今关于饮酒的利与害争议的关键就在于饮量的多少。适量饮酒有益，过度饮酒有害。宋代邵雍有诗曰："人不善饮酒，唯喜饮之多；人或善饮酒，难喜饮之和。饮多成酩酊，酩酊身遂疴；饮和成醺酣，醺酣颜遂酡。"这里的"和"即是适度。无太过，亦无不及。太过损伤身体，不及等于无饮，起不到养生的作用。

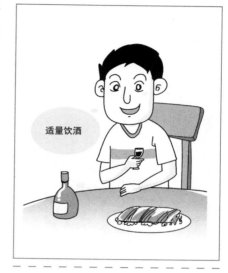

3. 饮酒温度

在饮酒的温度这个问题上，一些人主张温饮，也有人主张冷饮。清人徐文弼提倡温饮，他说酒"最宜温服，热饮伤肺，冷饮伤脾"。但主张冷饮的人认为，酒性本热，如果热饮，其热更甚，易于损胃。如果冷饮，则以冷制热，无过热之害。元代医学家朱震亨说，酒"理直冷饮，有三益焉。过于肺入于胃，然后微温，肺先得温中之寒，可以补气；次得寒中之温，可以养胃。冷酒行迟，传化以渐，人不得恣饮也。"比较折中的观

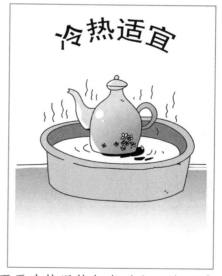

点是酒虽可温饮，但不宜热饮。至于冷饮温饮何者适宜，这可随个体情况的不同区别对待。

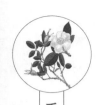

4. 饮酒时间

中医学认为，酒不可以夜饮。《本草纲目》曾记载："人知戒早饮，而不知夜饮更甚。既醉且饱，睡而就枕，热拥伤心伤目。夜气收敛，酒以发之，乱其清明，劳其脾胃，停湿生疮，动火助欲，因而致病者多矣。"由此可知，之所以戒除夜饮，主要是因为夜气收敛，一方面所饮之酒不能发散，热壅于里，有伤心伤目的弊端；另一方面酒本为发散走窜之物，又扰乱夜间人气的收敛和平静，伤人之和。睡前饮酒最易导致"胃不和"。

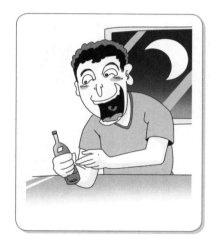

中医学认为，酒不可夜饮。白天属阳，夜晚属阴，而酒性属阳，性温热。夜间饮酒必然扰阳，阳动则阴不安，从而导致人体五脏六腑的阴阳失衡。

5. 坚持饮用

任何养生方法的实践都要持之以恒，久之乃可受益，饮酒养生亦然。古人认为，只有坚持饮酒，才可以使酒气相接。唐代大医学家孙思邈说："凡服药酒，欲得使酒气相接，无得断绝，绝则不得药

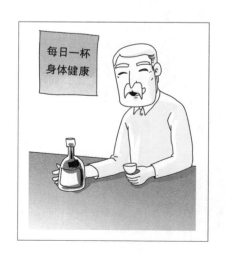

力。多少皆以和为度，不可令醉及吐，则大损人也。"

◆ 春养肝，吃好睡好肝气足

春季养生重点在养肝。传统中医学认为，肝属木，主疏泄，喜条达、舒畅而恶抑郁。肝气在冬季开始上升，在春季最旺盛，排浊气、畅气血，春季正是调养肝脏的大好时机。肝气不舒的人，会经常感到郁闷，心情不佳；总想叹气，长呼一口气后才觉得舒服；容易打嗝，情绪容易变化。这样的人更应该注意春季养肝。这里推荐4种简单有效的春季养肝之法。

1. 饮食养肝法

孙思邈认为："春日宜省酸，增甘，以养脾气。"这句话的意思是春天要少吃酸味食物，适当多吃些甜味食物，以利于补益脾胃之气。因肝属木，脾属土，木能克土，即肝气旺盛就会克脾，进而影响脾的运化功能。春季肝气升发，容易伤害脾气。而甘味食物入脾，可起到未病先防的作用。春季宜食的甘味食物有桂圆、核桃、红枣、栗子、黑米、高粱、燕麦、糯米、鲫鱼、鲈鱼、黄鳝、牛肉、南瓜、扁豆等，可以选配制成药膳食用。下面介绍6种养肝粥，你不妨对症试一试。

方一　决明子粥

【组成】决明子10克，大米60克，冰糖少量。

【用法】先将决明子加水煎煮，取汁适量，用其汁和大米同煮，成粥后加入冰糖即成。

主治

该粥清肝、明目、通便。对于目赤红肿、畏光多泪、高血压、高血脂、习惯性便秘等症效果明显。

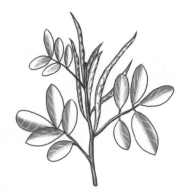

决明子

方二 桑葚粥

【组成】桑葚30克（鲜桑葚60克），糯米60克，冰糖适量。

【用法】将桑葚洗干净，与糯米同煮，待煮熟后加入冰糖。

主治

桑葚粥可以滋补肝阴、养血明目，适合由肝肾亏虚引起的头晕眼花、失眠多梦、耳鸣腰酸、须发早白等症。

方三 梅花粥

【组成】取白梅花5克，粳米80克。

【用法】先将粳米煮成粥，再加入白梅花，煮沸2~3分钟即可，每餐吃一碗，可连续吃3~5天。

主治

梅花性平，能疏肝理气、激发食欲。食欲减退者食用效果颇佳，健康者食用则精力倍增。

方四 菊花粥

【组成】菊花15克，粳米100克。

【用法】菊花洗净，粳米淘洗干净。将菊花、粳米放入锅中，加适量清水，加盖，旺火煮沸，文火熬成粥即可。

主治

该粥散风热、清肝火、降血压。适用于头晕、头痛、目赤、疔疮肿毒、原发性高血压等。

方五 芹菜粥

【组成】芹菜150克，粳米100克。

【用法】将芹菜连根洗净，每次加水熬煮，取汁与粳米同煮做粥服用。

主治

春季肝阳易动，常使人上火头疼、眩晕目赤，此病患者或中老年人，常喝芹菜粥，对调养肝脏、降低血压、减少烦躁有一定好处。

方六 菠菜粥

【组成】菠菜250克，粳米250克，食盐适量。

【用法】将菠菜洗净，在沸水中烫一下，切段；粳米淘净放入铝锅内，加水适量，煎

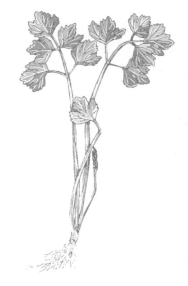

芹菜

熬至粳米熟时，将菠菜放入粥中，继续熬成粥时停火；再放入食盐即成。

主治

菠菜粥对因肝阴不足引起的高血压、头痛目眩、贫血、糖尿病等都有较好的防治作用。

2.睡眠养肝法

睡眠在生命过程中是非常最重要的，与身心健康的关系极其密切。药王孙思邈百岁时还身心健康，能著书立说。他之所以能"天年"百岁，是因为他有一套心身调理方法。其中也包括睡眠健康的

丰富思想，而且孙思邈在睡眠卫生方面还有很多独到的见解。他说："凡人卧春夏向东，秋冬向西，头勿北卧，及墙北亦勿安床。凡欲眠勿歌咏，不详起。上床坐先脱左足，卧勿当舍脊下。卧讫勿留灯烛，令魂魄及六神不安，多愁怨。人头边勿安火炉，日久引火上加油气，头重目赤晴及鼻干。夜卧当耳勿有孔，吹人即耳聋。夏不用露面卧，令人面皮厚，喜成癣，或作面风。冬夜勿复其头，得长寿。凡人眠，勿以脚悬踏高处，久成肾水及损房。足冷人每见十步直墙，勿顺墙卧，风利吹人，发癫及体重。人汗勿跂床悬脚，久成血

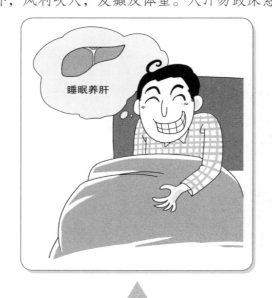

睡眠养肝

充足合理的睡眠是保精养气的重要条件。春季睡眠养肝应当夜卧早起，不要过分熬夜。

痹，两足重，腰疼。又不得昼眠，令人失气。且邪恶从口入，久成消渴及失血色。"孙氏的主张是很正确的。睡前要注意勿高歌，勿大语，安静而勿虑，睡时应闭口，脚勿空悬或放高处。睡时要灭灯，头边勿置火炉，卧室不应当风吹，尤其是头部、耳部。另

外，他还提到春夏与秋冬的方向应不同，这尚需进一步观察和研究。总之，春季睡眠养肝应当夜卧早起，不要过分熬夜。充足合理的睡眠是保精养气的重要条件。平时劳累紧张的脑力劳动者，有时可以睡到自然醒，或者睡个长懒觉，睡透睡舒服，以利于机体功能的恢复。

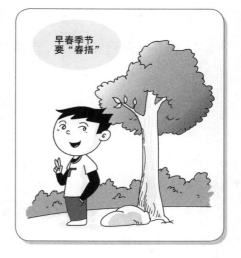

早春季节
要"春捂"

3. 保暖防病法

早春季节，乍暖还寒，气候冷暖变化较快。此时应注意保暖，适当"春捂"，维护阳气的升发，特别要避免"凄风苦雨"。春天也是传染病多发的季节，人们容易患感冒、肝炎、流

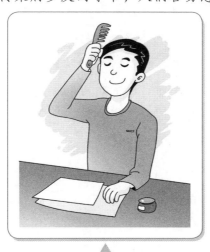

春天，人体的阳气有向上向外升发的特点，每天早上梳头一二百下，有利于宣畅瘀滞、疏利气血、通达阳气。

脑、麻疹、腮腺炎等，一定要注意通风换气，保持室内空气新鲜。清晨可以在户外进行一些体育锻炼，如太极拳、气功、五禽戏等。

4.梳头保肝法

春天，人体的阳气也有向上向外升发的特点，毛孔逐渐舒展，代谢旺盛而生长迅速。当此季节，每天早上梳头一二百下，有利于宣畅瘀滞、疏利气血、通达阳气。按摩敲打经络腧穴，更是舒畅气血的养生妙法。"春不按蹻，仲夏必病胸胁，长夏必病洞泄寒中"。春天把肝调养好了，阳气的运行就会进入有序状态，也就为一年的健康奠定了基础。

◆ 敲胆经，促消化旺气血

提到胆经，这里不得不说到胆，胆呈囊形，属六腑之一，与肝相连，附于肝之短叶间，肝和胆又有经脉相互络属，互为表里。从疏泄的角度来看，肝的疏泄功能直接控制和调节着胆汁的分泌和排泄。也就是说，肝通过疏泄功能来调畅气机，令胆气疏通、胆汁畅流。因此，只有肝的疏泄功能正常，胆汁才能得以排泄畅达。所以，不仅有"肝胆同主疏泄"的说法，人们还喜欢将胆和肝联结在一起说"肝胆相照"。

中医说："胆者，中正之官，决断出焉。"这里所说的中正，就是人们常说的处事不偏不倚的意思。胆具有判断事物，作出决定的功能。这一点对于消除某些精神刺激具有较为积极的作用，而且能在一定精神刺激之下最大限度地调节和控制气血的正常运行，维持脏腑相互之间的协调关系。

对于胆有了一定的了解后，让我们再来看看胆经。中医认为

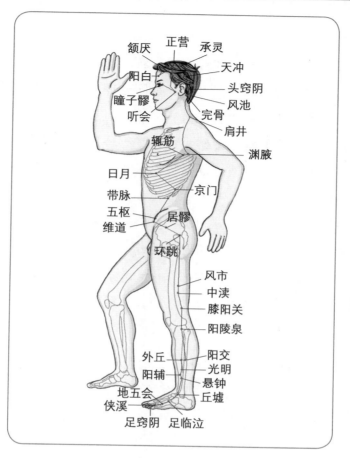

正营　承灵
颔厌
天冲
阳白
头窍阴
风池
瞳子髎
完骨
听会
肩井
辄筋
渊腋
日月
带脉
京门
五枢
居髎
维道
环跳
风市
中渎
膝阳关
阳陵泉
外丘
阳交
阳辅
光明
悬钟
地五会
丘墟
侠溪
足窍阴　足临泣

"胆足少阳之脉，起于目锐眦，上抵头角，下耳后，循颈行手少阳之前，至肩上，却交出手少阳之后，入缺盆"。其联系的脏器有胆、肝、膈、耳、眼、咽喉等。其循行部位起于目外眦（瞳子髎穴），上至头角（颔厌穴），下行到耳后（完骨穴），再折回上行，经额部至眉上（阳白穴），又向后折至风池穴，沿颈下行至肩上，左右交会于大椎穴，前行入缺盆，且另有分支。本经共44穴，左右合88穴。如果本经有闪失，主要的问题就是整天没有精神，常会唉声叹气，有时候还会像天气"东边日出西边雨"一样，出现一边打寒战，一边出汗的情况。作为身体循行最长的一条经脉，其所过之处往往会有关节疼痛出现。

我们平常有一句话"脸大脖子粗，不是大款就是伙夫"，这里是将其作为一种身份和职业的判断标准。实际上，从健康的角度来说，"脸大脖子粗"主要还是因为现在人肚子里装了不少好东西。这些东西超越了脏腑的处理能力，从而堆积起来了。所以说，他们是"小肠病"的结果或许更为恰当。提到小肠病，或许很多人都会想到如何对小肠经进行保养的问题。实际上，大可不必因为小肠经而绷紧了神经，敲胆经可以通过激发胆经经气使小肠经的经气振奋起来，从而提高小肠经吸收的功能。显然，这里依然秉承了《黄帝内经》将身体看作一个整体，来进行保健和治疗的理念。这也提醒我们拍胆经不是光拍腿就够了，一定要一直敲到头的两侧，让整条经的胆气都生发起来。

1. 肩井穴与牙痛

肩井穴怎么管起牙疼来了，看上去风马牛不相及，这还得从肩井穴的得名来看。肩井穴，肩，说明了穴的大体位置是在肩部。井，本为地面上的孔隙，这里指的是胆经的地部水液由此流入地部。如何取穴呢？肩井穴位于人体的肩上，前直乳中，当大椎与肩峰端连线的中点，乳头正上方与肩线交接处即是。"牙痛不是病，疼起来要人命"，在牙疼的时候，不要病急乱投医，盲目听信游医，建议你按压肩井穴。当然，从肩井穴的名字分析，肩部自然也在它的管辖范围，甚至邻近的颈部疼痛，它也不会"袖手旁观"。

2. 阳陵泉穴与关节疼、泛酸

阳陵泉穴的位置在人体腓骨[①]小头前下方凹陷处。筋主关节的运动，因为其"筋会阳陵"，所以在膝关节出现异常的时候，

---

① 人体的小腿里有两根骨头，里面的叫胫骨，外面的则叫腓骨。

一定要"登门拜访"此穴。

此外，对于慢性的胆囊炎、胃炎和吐酸水的患者来说，也不妨试一试按压阳陵泉穴。在按压的时候，需要有伴随一个动作就是吐气。

相对于十二经脉上的穴位来说，要注意在敲经按穴的时候，不要有所偏颇，要注意其本身的对称性，以免顾此失彼。

◆ 子时胆经当令，需大睡

当令，就是当班的意思。也就是说，通过了解不同的时辰是谁在负责维持和呵护我们的健康，我们可以在健康出了问题的时候找到"责任人"。从这里也可以看出，身体是一个有着完备系统的组织，甚至还有最为高明的"内部管理系统"。各器官之所以能被人利用，是因为其"当班者"没有任何假期，绝没有"换班一说"。比如，头痛、眼睛痛等我们大体可以拿胆经说事儿，如果前面长白头发是胃经出了问题。所以，要打消的一个顾虑是，如果有医生问你哪里痛，你什么时候痛，痛的感觉等的时候，不要妄断这医生什么都不知道，确认其不可信。事实上，更多的时候，你应该是遇到了一个懂得辨证论治的好医生。那种什么都不问、一看便知的"神医"是可遇不可求的。

说到子时胆经当令，这里要多说两句。子属鼠，大家都知道，鼠排在十二生肖之首，至于为什么老鼠能位于首位的说法很多。有说当初有13种动物挤入生肖"候选圈"，是机灵、勇敢的老鼠奋不顾身钻进大象的鼻子里淘汰了大象，从而解决了超编的尴尬，荣立首功；还有 "鼠咬天开""鼠偷稻种"和"鼠咬开田"等说法。

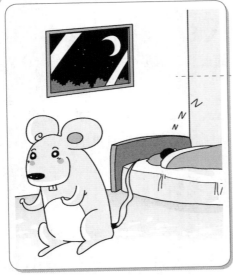

子时（夜里的23:00—1:00）是胆经当令，此时应该熟睡。

　　这里，之所以将这个看似无关的问题不余笔力地加以阐述，是因为我们要说的子时的"子"与此有关联。既然平时人们都喜欢说"子鼠"，那么这两个是怎么被扯到一起的呢？有什么内在的必然联系吗？关于这个问题我们可以从两个方面加以认识：一方面从现实中鼠的属性来加以认识，鼠总是在夜间出来活动，而且它并非像很多动物一样天黑就出动，而是在夜深人静的时候出来，鼠出来活动的时间为夜半之时，与子时在时间上吻合，而且子时天地相交、阴阳交接，黑暗和白昼在此开始渐渐转化，成了一个分水岭，类似于天地处于混沌初开之际，而只有鼠才有本事把混沌一团的天地咬开；另一方面，应于"鼠咬天开"之说，子时阳气发动，万物得以滋生，鼠有开天滋生万物之功，而子时的阳气尽管还很羸弱，但属于生发之气，就像老鼠一样，有着旺盛的生命力和繁衍生化的能力，所以此时的阳气是一种近乎"母气"之物。因此，子和鼠能结合具有必然性。

　　从身体的角度来讲，子时，胆经当令。胆在太阴与阳明之间，寒热往来，皆由胆来调节。中医认为，人身气机，都是"子后则气生，午后则气降"的，子时气血流注于胆经，也就是脏腑功能都取决于胆气能否生发，所以有"凡十一藏皆取决于胆也"之说。胆经又是什么呢？此属经络，是十二经脉之一。它的循行路线。在体内，属胆、络肝；在体表，由眼部经侧头部、耳部、颊部、后头部、肩部、侧胸腹部、下肢外侧、小脚趾，止于第四趾端。这样的循行，尽管我们在其正常运行的时候没有太多的感受，但从反面我们却往往能体会到，即如果我们身体不适，被诊断为疟疾、恶寒，或者有出汗、头痛、颌痛、目痛、口苦等病症的时候，往往是我们的胆经有问题。日常生活中，很多人在久坐后站起来，往往会走到阳台对着太阳伸一下懒腰等。在这个过程中，一般人都会憋住气。这实际上就是在给胆经"施压"，迫使阳气得以生发。所以，如果在一阳初生的子时，还没有进入休息状态，以应人一天的生发、收敛之机的话，人一天的状态都不会太好，而且长此以往，胆腑就必然会出现问题。

怎么办呢？好办！首先，晚餐如有可能，就少吃点，免得消化那些食物把你的胆也搭进去；其次，就是在子时之前该睡觉就睡觉，别拿生命去换那些所谓的"成就"和"效率"；最后，你还可以采取拍的方法，给其以适当的刺激即可。

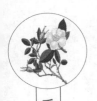

第五章

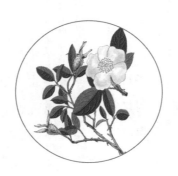

脾胃：病从脾胃生，
养好脾胃不生病

脾胃是人的"后天之本"，是气血生化之源，是人体所需能量的制造者，五脏六腑皆仰赖脾胃的滋养。也就是说，身体健康与否，首先要看脾胃是否运转良好。人的脾胃一旦失灵，身体的气血就会出现生成不足。身体各个部位得不到滋养，自然会出现"枯萎"现象，就会"百病丛生"。因此，养护脾胃不容懈怠，因为危害脾胃健康的各种因素正在身体内吹响"集结号"，因为那些拖你健康"后腿"的小病也在"成长"。

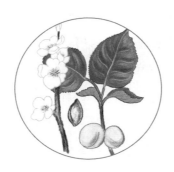

第一节　药王善治脾胃病

　　疾病不是洪水猛兽，真正聪明的人，当身体发出不适信号时，不应该讨厌它、躲避它、拖延它、压制它，而应该静下心来，听听身体的语言，找一找不适的原因。因此，如果我们的脾胃有了病，千万不要想这只是小病，扛一扛就过去了。要知道，善于养生的人，应该是活到天年，无疾而去。让我们看看《千金要方》是如何对待脾胃病的吧！

◆ 脾虚冷

脾虚冷即脾虚寒。《千金要方·脾脏》说，右手关上脉象阴虚的，即足太阴经阴虚，其病有腹泻之苦，腹满气逆，霍乱呕吐，黄疸，心烦不得安然睡眠，肠鸣，称为脾虚冷。此病多由脾精不足引起。脾胃为后天之本，身体各部的濡养，有赖脾气散精输布。若胃阴虚，或脾虚不运，阳损及阴，或饮食营养不足，均可使脾气散精无源而致本证。临床表现多有胃阴虚症状，并见饥不欲食、肌肉消瘦、体倦乏力等。多见于各类营养不良证。

孙思邈在《千金要方》中，针对脾虚冷的不同症状进行辨证论治，分别开出了以下中药方剂。

方 一 槟榔散

【组成】槟榔（皮、子并用）8颗，人参、茯苓、陈曲、厚朴、麦蘖、白术、吴茱萸各6克。

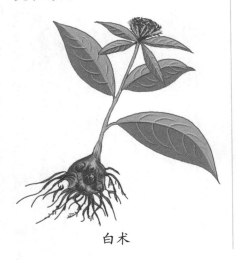

白术

【用法】将以上诸药切碎并过筛为散，每次饭后用酒送服2克，每日2次。

主治

此方为和中消积方，主治由脾寒导致的饮食不消、脘腹胀满、忧恚不乐等。

方 二 温脾丸

【组成】黄檗、大麦蘖、吴茱萸、桂心、干姜、细辛、附子、当归、大黄、黄连各

3克。

【用法】将以上诸药分别研为细末，用炼蜜调和，制成梧桐子大小的丸，每次空腹用酒送服15丸，每日3次。

主治

此方为健脾和胃方，主治由久病虚羸、脾气虚弱导致的食不消化、喜噫气等。

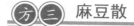

方 二 麻豆散

【组成】大豆黄36克，大麻子（熬至味香）45克。

【用法】将两味药切捣过筛后制成散药，每次用汤液之类服用1.65克，每日4～5次。

主治

此方为和中消积方，主治脾气虚弱而致的饮食不下。

◆ 胃虚冷

胃虚冷即胃虚寒。《千金要方·胃腑》说，右手关上脉象阳虚的，是足阳明胃经阳虚的征象，患者出现足胫发寒、不能睡卧、恶风寒、目急、腹中疼痛、虚鸣、时寒时热、唇口发干、面目浮肿，称为胃虚冷。此病多因素体阳虚、过食生冷或胃部受寒，以及过服苦寒药物损伤胃阳而成。以胃病常见症状与阳虚证共见为辨证要点。临床以胃脘部隐痛、每遇寒冷而发，喜温喜按、饮食减少且喜进热食、口淡不渴、舌淡苔白滑、脉沉迟无力为主症。伴有神疲乏力、肢冷喜暖、腹胀便溏，甚或完谷不化、呕吐清涎等症。寒凝于胃，胃阳无力温化，故喜温喜按以助胃阳；胃阳不足，腐熟功能减弱，故饮食减少；胃阳不足，胃腑失于温养，遇寒则胃络收引，故胃脘隐痛；阳虚则阴寒内生，阴不耗津故口淡不渴；腐熟无权，气血化源不足，故神疲乏力；胃阳无力温煦肢体，故肢冷喜暖。胃病及脾，脾失运化，可见腹胀，大便溏薄，或完谷不化。舌淡苔白滑，脉沉迟无力为胃阳不足之征。

治疗胃虚冷应以温阳建中为法，针对胃虚冷的不同症状，孙思邈列出了如下两个方剂。

方一 补胃汤

【组成】防风、柏子仁、细辛、桂心、橘皮各6克，芎劳、吴茱萸、人参各9克，甘草3克。

【用法】将以上诸药分别切碎，用2000毫升水煎煮，取汁600毫升，分3次服用。

主治

此方为温中益气方，主治少气、口苦、肌肤无光泽等。

方二 人参散

【组成】人参、甘草、细辛各18克，麦门冬、桂心、当归各5.25克，干姜6克，远志3克，吴茱萸1.5克，蜀椒

2.25克。

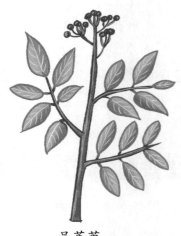

吴茱萸

【用法】将以上诸药切捣并过筛后制成散药，于饭前用温酒送服1克。

主治

此方为温中益气方，能补胃虚、散胃寒，主治胃中虚寒而导致的身体枯绝、骨节疼痛等。

◆ 脾胃俱虚

脾胃俱虚，即指脾胃两经俱虚。《千金要方·脾脏》说，右手关上脉象阴阳俱虚的，即足太阴经与足阳明经俱虚。生病则胃中空虚，少气，呼吸困难，四肢逆寒，泄注不已，名为脾胃俱虚。

脾胃俱虚有点类似于脾阳虚，主要表现为纳少腹胀、腹痛绵绵、喜温喜按、形寒气怯、四肢不温、面白不华或虚浮、口淡不渴、大便稀溏，或见肢体浮肿、小便短少，或见带下量多而清稀色白、舌质淡胖或有齿痕、苔白滑、脉沉迟无力。本证多由脾气虚衰进一步发展而来，也可由饮食失调、过食生冷，或由寒凉药物太过，损伤脾阳、命门火衰、火不生土而致。

孙思邈针对脾胃皆虚的不同症状进行辨证论治，提供了以下4个方剂。

方一 人参汤

【组成】人参、党参、桂心、茯苓、桔梗、芎劳、白术各15克，厚朴、甘草、橘皮、吴茱萸各6克，麦蘖10克。

【用法】将以上诸药切碎，用2400毫升水煎煮，取汁600毫升，分3次服用。

主治

此方为健脾和胃方，主治由脾胃俱虚而致的苦饥寒痛。

方二 白术散

【组成】白术、厚朴、人参、吴茱萸、茯苓、麦蘖、芎劳各9克。

【用法】将以上诸药切捣过筛后制成散，饭后用酒送服1克，每日3次。

主治

此方为温中益气方，主治脾胃俱虚冷。

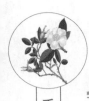

方三 干姜散

【组成】法曲10克，干姜15克，豉16克，蜀椒9克，大麦蘖10克。

【用法】将以上诸药切捣过筛后制成散药，饭后用水送服5克，每日3次，以能进饮食为度。

主治

此方为消食和胃方，主治肠中水气、腹胀。

方四 黄连汤

【组成】黄连3克，禹余粮6克，白术9克，大麻子15克，干姜9克，桑白皮24克，大枣20颗。

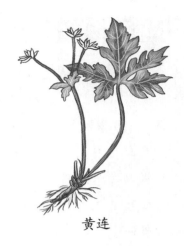

黄连

【用法】以上药切碎，用2400毫升水煎煮，取汁400毫升，分4次服用。

主治

此方为健脾和胃方，主治腹胀噫气、食则欲呕、泄泻肠澼、口干、四肢沉重、好怒、不欲闻人声、健忘以及喉痹等。

◆ 脾实热

《千金要方·脾脏》说，右手关上脉象阴实的，即足太阴经阴实。生病若于足寒胫热，腹胀满，烦扰不能睡卧，名为脾实热。《太平圣惠方》卷五曰："夫脾实则生热，热则阳气盛，阳气盛则心胸烦闷，唇口干焦，身热颊疼，体重不能转侧，语声沉而心急，咽喉痛而不利，舌体肿强，口内生疮，腹胁胀满，不能安卧……"脾实热患者有时兼见便秘溺黄等症。

治疗脾实热宜泻脾清热。孙思邈在《千金方》中，针对脾实热的不同症状进行辨证论治，分别开出了以下3个方剂。

方一 泻热汤

【组成】前胡、茯苓、龙胆、细辛、芒硝各9克，杏仁12克，玄参、大青各6克，苦竹（切）10克。

【用法】将以上诸药分别切碎，用1800毫升水煎煮，取汁600毫升，分3次饭后服用。

主治

本方为清热宁神方，主治舌根强直、不得安卧。

方二 射干煎

【组成】射干24克，大青9克，石膏30克，赤蜜200毫升。

【用法】将前3味药分别切碎，用1000毫升水煎煮，取汁300毫升，去渣，加入蜜再煎，取汁400毫升，分3次服用。

主治

此方为清热宁神方，主治舌根强直、心神不宁。

方三 半夏汤

【组成】半夏24克，枳实、栀子、茯苓、芒硝各9克，细辛15克，白术、杏仁各12克，生地黄（切）18克，淡竹叶（切）10克，母姜24克。

【用法】将以上诸药切

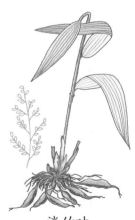

淡竹叶

碎，除芒硝外，加1800毫升水煮，取药汁600毫升，去渣，加入芒硝，分3次服用。

此方为清脾泻热方，主治由脾实热导致的面黄目赤、胸胁痛满等。

◆ 胃实热

胃实热是胃腑病邪盛实兼热之证。《千金要方·胃腑》说，右手关上脉象阳实的，是足阳明胃经阳实的征象，患者出现头痛，但不出汗，如同温疟的症候、嘴唇发干、经常呕吐、患乳痈、缺盆腋下肿痛，名为胃实热。《太平圣惠方》卷五记载，其证口渴引饮、头痛如疟、口唇皆干、喜哕，或生乳痈、缺盆腋下肿、腹胀、身热心悬、消谷善饥、溺黄。

治疗胃实热宜清胃泄热。孙思邈在《千金要方》中，针对胃实热运用了泻胃热汤进行治疗。

方 泻胃热汤

【组成】栀子仁、射干、升麻、茯苓各6克，芍药12克，白术15克，生地黄汁、赤蜜各200毫升。

【用法】将前6味药分别切碎，用1400毫升水进行煎煮，取汁300毫升，去掉药渣，加入地黄汁煎煮2沸，放入蜜再煎，取汁600毫升，分3次服用，老人及小孩依据病情酌情增减。

本方为清胃泄热方，主治由胃实热引起的诸症。

◆ 脾胃俱实

　　脾胃俱实，指脾胃两经俱实。《千金要方·脾脏》说，右手关上脉象阴阳俱实的，是足太阴经与足阳明经俱实，生病时有脾胀腹坚、肋下疼痛之苦，胃气不转、大便困难，且时不时反而泄利、腹中疼痛、上冲肺肝、牵动五脏、站立喘鸣、多惊悸、身体发热不出汗、喉痹、精少，名为脾胃俱实。孙思邈在《千金要方》中，针对脾胃俱实的症状进行辨证论治，开出了如下方剂。

方一 大黄汤

　　【组成】大黄、麻黄、黄芩各12克，杏仁、赤茯苓、甘草、橘皮、芒硝、泽泻各9克。

　　【用法】以上诸药分别切碎，除大黄、芒硝外，其他药物用1800毫升水煎煮，取汁600毫升，去渣，入大黄再煎2沸，去渣，入芒硝消融，分3次服用。

主治

　　此方为清脾泻热方，主治由脾胃俱实导致的脾胀腹坚、胃气不转、大便时结时溏、腹痛上冲、喘鸣多惊、身热汗不出、喉痹精少等。

方二 大黄泻热汤

　　【组成】大黄9克，泽泻、茯苓、黄芩、细辛、芒硝、橘皮各6克，甘草9克。

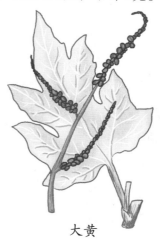

大黄

　　【用法】将大黄切碎，加300毫升水浸泡一晚。将其他药物也切碎，除大黄、芒硝外，加1400毫升水煎煮，取汁

660毫升，去渣后下大黄，再煎2沸，去渣后下芒硝，分3次服用。

主治

此方为清脾泻热方，主治由脾脉厥逆、大腹中热而切痛、腹胀身重、不欲饮食、舌强以及心邪注脾导致的急痛。

方三 石膏汤

【组成】石膏（切碎）48克，生地黄汁、赤蜜各200毫升，淡竹叶（切）50克。

【用法】以上诸药先取竹叶用2400毫升水煎煮，取汁1400毫升，去渣澄清，入石膏再煎，取汁300毫升，去渣，入地黄汁煎煮2沸，入赤蜜再煎，取汁600毫升，每取适量缓服。

主治

此方为清脾泻热方，主治由脾胃俱实而致的胁痛、热满不止、目赤、口唇干裂等。

方四 茯苓汤

【组成】茯苓、橘皮、泽泻各9克，芍药、白术各12克，人参、桂心各6克，石膏24克，半夏18克，生姜（切）18克，桑根白皮12克。

【用法】将以上诸药切碎，用2400毫升水煎煮，取汁600毫升，去渣，分3次服用。

主治

此方为清脾泻热方，主治由脾热导致的偏一边痛、胸满胁偏胀等。如需泻下，加芒硝6克。

◆ 呕 吐

《千金要方·胃腑》对呕吐是这样解释的：趺阳脉微而涩，

脉微就会下痢，脉涩就会吐逆，吃不下食物。跌阳脉浮的，是胃气虚弱，寒气在上，忧气在下，二气相争，只出不入，患者就会因呕吐而不能饮食，严重得像要死一样，等到胃中宽缓后就会痊愈。

现代医学认为，呕吐指将胃内溶物经食管、口腔排出体外。呕吐是人体的一种本能，是一种保护性反射，可将已食入胃内的有害物质排出体外。但剧烈、频繁的呕吐，会妨碍进食，使大量胃液流失，导致水、电解质紊乱及代谢性碱中毒。呕吐剧烈者甚至可导致食管贲门黏膜撕裂，从而呕血。长期呕吐者常伴有营养不良。呕吐多以恶心为先兆。呕吐中有声有物谓之"呕"，有物无声谓之"吐"，有声无物谓之"干呕"或"哕"之别。恶心呕吐可同时出现，也可单独发生。这是一种很不舒服，甚至是痛苦的感觉。孙思邈针对呕吐病的不同症状，开出了下列药方。

方一 白茅根汤

【组成】白茅根10克，橘皮、桂心、葛根各6克。

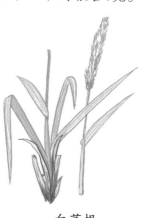

白茅根

【用法】将以上药切碎，用1200毫升水煎煮，取汁600毫升，分3次服用。

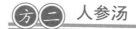

主治

此方为温中降逆方，主治由春夏时行伤寒，寒伤于胃导致的胃冷干呕。如果患者有热，去桂心。

方二 人参汤

【组成】人参3克，胡麻

仁12克，橘皮0.75克，枇杷叶24克。

【用法】将上药切碎，先取枇杷叶用2000毫升水煎煮，取汁1000毫升，入其他药再煎，取汁600毫升，入麻仁，缓缓饮服。

主治

此方为补中止呕方，主治呕哕。

方三 橘皮汤

【组成】橘皮12克，生姜24克。

【用法】将两味药切碎，用1400毫升水煎煮，取汁600毫升，分3次服用。如果服后不愈，可继续制药来服。

主治

此方为和中降逆方，主治干呕、呃逆、手足厥冷及心下痞坚、不能饮食、胸中喘息、呕哕、微微寒热等。

方四 生芦根汤

【组成】生芦根（切）12克，青竹茹8克，粳米6克，生姜3克。

【用法】将以上药切碎，用1000毫升水煎煮，取汁400毫升，分为3服。

主治

此方为清热和胃方，主治伤寒后吐哕干呕、不下饮食等。若服后不愈，可再服3剂。

方五 半夏汤

【组成】半夏、茯苓、桂心各15克，生姜48克。

【用法】将上药切碎，用1600毫升水煎煮，取汁500毫升，分3次服用，每日3次。

主治

此方为温中降逆方，主治由逆气上冲而致的心中烦闷、气满呕吐等。若少气，加甘草6克。

方 六 小麦汤

【组成】小麦18克，人参、厚朴各12克，甘草3克，生姜汁60毫升，青竹茹7.5克，茯苓9克。

【用法】将以上诸药分别切碎，用1600毫升水煎煮，取汁600毫升，去掉药渣，分3次服用。

主治

此方为和中止呕方，主治呕吐不止。

◆ 腹 胀

腹胀是一种消化系统疾病，即腹部胀大或胀满不适。《千金要方·胃腑·胀满》认为，腹胀患者，如果用手按感觉不痛的，是虚证；按起来痛的，是实证。若腹中胀满不能减轻，或即使腹中胀满减轻了也不舒服，这种情况应当用泻下法。舌头发黄而没有下痢的，下痢后黄色会自然消除。腹胀当时减弱后，一会儿又如同原来一样胀的，这是寒证，应当用温药。腹胀，口中苦而且发干，是腹间有水，这是饮。趺阳脉象微而弦时，应当腹中胀满，如果不胀满，必定下部闭塞，大便艰难，两胁下疼痛，这是虚寒，气从下向上，应当服用温药，服下就会痊愈。腹中胀满转为疼痛，且移向小腹，这是要下痢。

预防腹胀要多吃能够促进消化或易于消化的食物，要禁烟、酒、咖啡，禁食生冷、辛辣食物，禁吃过于坚硬和不容易消化的食物，少吃含淀粉多的食物，如土豆、芋头、粉丝、粉条、红薯等，要少食多餐，定时进餐。另外，还要保持良好的情绪，进行适当的体育锻炼。

孙思邈针对腹胀的不同症状进行辨证论治，提供给大家以下一些药方。

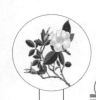

方一 温胃汤

【组成】附子、当归、厚朴、人参、橘皮、芍药、甘草、蜀椒各3克，干姜3.75克。

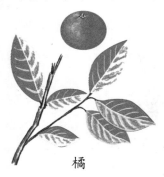

橘

【用法】将以上诸药分别切碎，用1800毫升水进行煎煮，取汁600毫升，分3次服用。

主治

此方为温中益气方，主治由胃气不舒而致的胃脘胀满、咳嗽、不能进食等。

方二 附子粳米汤

【组成】附子1颗，半夏7.5克，粳米10克，甘草3克，大枣10颗。

【用法】将以上诸药分别切碎，用1600毫升水进行煎煮，直到米熟，去渣，每次服用200毫升，每日3次。

主治

此方为温中祛寒方，主治由腹中有寒而致的腹中胀满、肠鸣腹痛、胸胁逆满、呕吐等。

方三 厚朴三物汤

【组成】厚朴24克，大黄12克，陈枳实（大个儿）5颗。

【用法】将以上诸药分别切碎，除大黄外，用2400毫升水进行煎煮，取汁1000毫升，入大黄再煎，取汁600毫升，去渣，每次服200毫升。

主治

此方为通下消积方，主治腹满、发热数十日，脉服数，饮食如故者。若服后腹中转动，不必再服；若不转动，继续服用。

方四 吴茱萸汤

【组成】吴茱萸、半夏各15克，小麦18克，甘草、人参、桂心各3克，大枣20颗，生姜24克。

【用法】将以上诸药分别切碎，用1000毫升酒、600毫升水进行煎煮，取汁600毫升，分3次服用。

主治

此方为温中和胃方，主治由体内久寒而导致的胸胁逆满、不能进食等。

方五 大桂汤

【组成】桂心、生姜各48克，半夏15克，黄芪12克。

【用法】将以上诸药分别切碎，用3000毫升水煎煮，取汁1000毫升，分5次服用，白天3次，夜间2次。

主治

此方为温阳益气方，主治虚弱羸瘦、胸膈胀满等。

◆ 反 胃

中医学认为，反胃指以进食后脘腹闷胀、宿食不化、朝食暮吐、暮食朝吐为主要临床表现的病症。此病多由饮食不节、酒色所伤，或长期忧思郁怒，使脾胃功能受损，以致气滞、血瘀、痰凝。反胃又称胃反或翻胃。《千金要方·胃腑》说："脾伤即不磨，朝食暮吐，暮食朝吐，宿谷不化，名为胃反。"这句话的意思是，如果脾受伤，其运化功能就会失常。运化功能失常就会导致早晨吃了东西而晚上吐出，或晚上吃了东西早晨吐出，胃里留积的食物不消化，称为胃反。这里说的胃反就是反胃。

反胃起病缓慢，病初多表现为脾胃虚寒或胃中积热，适当调理，较易治疗。如久病形体日渐衰弱，发展为真阴枯竭或真阳衰微之危候，预后不佳。

预防和治疗反胃应注意调节饮食，戒烟、酒、辛辣等刺激之品，保持心情舒畅、房事有节。孙思邈对于反胃的辨证治疗，列出了以下方剂。

方一 橘皮汤

【组成】橘皮9克，甘草、厚朴、茯苓、桂心、细辛、杏仁、竹皮各6克，槟榔10颗，前胡24克，生姜15克，人参3克。

【用法】将以上诸药切碎，用2600毫升水煎煮，取汁600毫升，分3次服用。

主治

此方为和中止呕方，主治由久冷而致的反胃，症见朝食暮吐、食后腹中刺痛等。

方二 大半夏汤

【组成】半夏45克，人参6克，白蜜200毫升，白术15克，生姜9克。

【用法】将以上诸药切碎，用1000毫升水与白蜜合煎，取汁300毫升，分3次服用。

主治

此方为补中止呕方，主治反胃，症见胃不能接纳饮食，吃后就立即呕吐等。

方三 吴茱萸汤

【组成】吴茱萸24克，生姜9克，人参6克，大枣12颗。

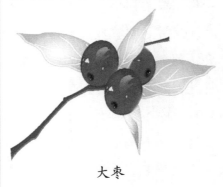

大枣

【用法】将以上诸药切碎，用1200毫升水煎煮，取汁400毫升，每次饭前服下200毫升，每日2次。

主治

此方为温中和胃方，主治嗳气吞酸。

方四 人参汤

【组成】人参3克，泽泻、甘草、桂心各6克，橘皮、干姜各9克，茯苓12克，青竹茹15克，大黄18克。

【用法】将以上诸药切碎，用1600毫升水煎煮，取汁600毫升，每次服140毫升，白

天3次，夜间1次。若大便通利，去大黄。

主治

此方为补中止呕方，主治反胃，症见食入即吐者。

方五 茯苓汤

【组成】茯苓、泽泻、半夏各12克，桂心、甘草各9克。

【用法】将以上诸药切碎，用1000毫升水煎煮，取汁400毫升，分3次服用。

主治

此方为和中止呕方，主治反胃而见口渴者。

第五章

脾胃：病从脾胃生，养好脾胃不生病

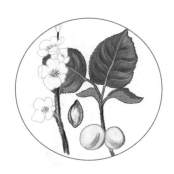

第二节　脾胃的常规保健

　　每天保养脾胃一点点，这就是健康的全部秘诀。如果你总是对脾胃养生"低眉折腰"，那么现在就应昂首挺胸；如果你总是对脾胃养生重视不起来，那么现在就应该端正态度。从身边的一点一滴做起，俗话说养好脾胃，活到天年。

◆ 脾胃，五脏六腑的"粮仓"

在古代，军队打仗一贯是"兵马未动，粮草先行"。一旦"粮草"出了问题，整个军队就会出现一连串的不良反应，甚至导致全军覆没，可见"粮草"对于军队的重要性。我们的后天之本——脾胃，其功能就如同军队的"粮库"。脾胃一旦失常，我们的生命就会失灵，随后也会引起一连串的不良反应。

中医认为，脾与胃同属五行之土，脾主运化，胃主受纳；脾主升清，胃主降浊；脾喜燥而恶湿，胃喜润而恶燥；二者纳运相合、升降相因、燥湿相济，在生理上相互联系，病理上相互影响，共主食材的消化、吸收及水谷精微的运输、布散，同为"后天之本""气血生化之源"。

我们每次吃到嘴里的食物，首先必须要经过牙齿的咀嚼、舌头的搅拌，然后下咽至胃，由胃受纳。经过胃的腐熟、分解形成食糜后，通过"胃气主降"的作用，将食糜运送至十二指肠、空肠，这便是中医所指的"胃主受纳，脾主运化"之功能。在这一复杂的消化过程中，食物在胃肠激素的作用下，促进胃蛋白酶、胰酶等消化酶的大量分泌，将"水谷精微"中的氨基酸、葡萄糖、甘油三酯等营养物质，依赖"脾气主升"的作用，经气、血、津液的运行而输布全身。这个过程，则可以理解为"脾主运化"的生理作用。由此可见，所谓"脾主运化"，"运"指运转输送，"化"指消化吸收。

另外，由于脾胃在五行同属于土，而脾脏为阴土，胃属腑为阳土。脾主健运、升清，以阳动为主，故喜燥恶湿；胃主受纳、降浊，以阴润为用，故喜润而恶燥。在病理上，脾胃病变亦常相互影响。劳倦伤脾，多伤及脾阳，不仅可见阳虚湿阻之证，亦可导致胃失受纳而见脘胀痞满之证。饮食伤胃，不仅伤及胃阴，出现嘈杂不饥，而且会耗及脾阴，导致津液亏虚，大便秘结，即如《血证论·脏腑病机论》所说："脾称湿土，土湿则滋生万物，脾润则长养脏腑，胃土以燥万物，脾土以湿化气。脾气不布，则胃燥而不能食，食少而不能化，譬如釜中无水不能熟物也。"

前面我们说了，胃是人体巨大的"粮仓"，不论你是暴饮暴食、细嚼慢咽，还是忍饥挨饿，脾胃这个"粮库"一般都会默不作声。但如果长期暴饮暴食，脾胃也会受不了，也会抗议，也会爆发，那就是要让你得脾胃病。《黄帝内经》上说过"有胃气则生，无胃气则死"，就是说一个人有病了，倘若还能吃饭，就表明这个人的胃气尚存，气血生化之源还未绝，病势可望由重转轻，预后良好；如果病到已不能进食，则表明胃气已绝，气血生化之源已绝，病势将由轻转重，逐渐恶化，终会危及生命。可见，脾胃的健康情况直接影响着整个人体的状态。

虽然脾胃是我们的消化器官，运化水谷精微之枢纽，如果要完成饮食营养的消化吸收，合成新的气、血、精、津液，还必须依赖心、肝、胆、胰、肺等其他脏腑的相互配合。当然，中医所讲的脾，并不是西医解剖学中的脾脏，既泛指脐周腹部小肠的消化吸收功能，又概括了胃、肠、肝、胆、胰等消化器官的生理功能。因此，若一个人的脾胃功能健全，则体丰肤泽、面色红润、四肢强劲、精力充沛；反之则肌肉消瘦、面色萎黄、四肢无力、神疲乏力。

因此，重视脾胃养生，就是对我们的健康负责，对我们的生命负责。

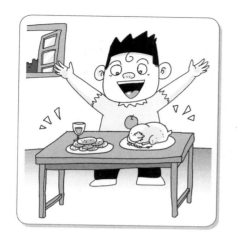

脾胃的健康情况直接影响整个人体的状态。人的肠胃运行正常，吃东西就会很香，心情自然也好。

◆ 胃气决定生死

日常生活中，人们总爱说"人活一口气"，如果这到底是口什么样的"气"不好理解的话，那么再结合另外一句话"民以食为天"就让人明白了，这口气就是"胃气"。中医学认为，"胃气"实际上是一个泛指，是脾胃功能的总称，并不单纯指"胃"这个器官，其中包含了脾胃的消化吸收能力、后天的免疫力、肌肉的功能等。

说到脾胃，这里需要说明的一点是，为什么脾和胃常常被合二为一称为"脾胃"呢？中医认为，脾与胃相表里，被认为是后天之本，是人体气血生化的源泉。换句话说，人体成长发育、维持生命的一切营养物质都要靠脾胃供给。《养老奉亲书》认为，"脾胃者，五脏之宗也""有胃气则生，无胃气则亡""脾胃虚则百病生"。这些都充分体现了脾胃功能对于人体生命的重要性。因此，胃气充足是机体健康的保障。对患者而言，胃气的养护则是康复的希望。

事实上，对于胃气和人体关系的论述，远不是今天拿来吓唬人的醒世之言。这一点，早被先人们认识到了，中医也因此特别强调"胃气"的重要性。东汉末年著名的医学家华佗就曾说："胃者，人之根本；胃气壮，五脏六腑皆壮也……"不难看出，要延年益寿，必须要保养胃气。脾胃的养护成了防病治病、养生长寿的必要条件。

对照这一点，再来看看现代人是如何对待自己的脾胃的。这一点也是编者在各地做一些养生宣传时要特别提到的，必须在脑袋里嵌入这样的认识：不吃早餐绝对不行！此举殃及脾胃，属于"慢性自杀"之举。不管是时间紧，还是要减肥，只要不吃早餐，身体出问题是迟早的事情。别以为一天不吃没事，两天不吃没事，一个月不吃也没事，等你患上胃炎、肠结核，甚至胃癌等，怕是哭都来不及。

当然，对于比较善待自己的人，这里也要提醒两句，吃早餐应该吃"热食"，凉的东西下肚照样不能很好地保护"胃气"。这是因为凉的食物会损伤脾胃的阳气，肠胃的吸收功能也会随之下降。时间长了，就会导致大便溏稀，或是皮肤变差，日渐消瘦。笔者在做养生专题讲座的时候，就曾碰到过这样的人。其中就有说喝冷饮、吃凉食没有胃肠不适呀，笔者当时就半开玩笑地回答这位听众："你看你这么瘦，还说没事？"尽管引来的是满堂大笑，但接下来的事情却让他们更加深刻地体会到了伤及脾胃的危害，笔者让旁边的人尝试拉扯他

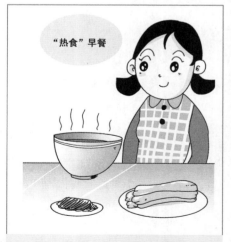

"热食"早餐

"热食"早餐，可以保护胃气。

的肌肉，什么感觉，大家可能已经体会到，只是没有明确表述，即跟拉扯一张没有弹性的皮一样。说这话的意思就是，早上吃凉食的人，是吸收不到食物精华的，尽管生活过得不错，吃得也很舒畅，但就是身体总感觉不适，时常感冒，小毛病不断。但从这些目前的症状表现来看，在老百姓心目中或许都被划定为"小毛病"范畴，但这实际上就已经伤及了胃气，减弱了身体的抵抗力。

所以，吃早餐，不能吃太凉的东西。那么，热与凉更多的是一种感觉，有没有什么可以量化的标准呢？实际上，这里是有标准可供参考的。即以自己体温为基准，略作上下浮动即可。从热的角度讲，如果你吃喝的东西经常在50℃以上的就要警醒，你的脾胃可能受到伤害了；从冷的角度讲，如果你吃喝的东西总在15℃左右，也要注意保护脾胃了。所以，那些喜欢喝茶水，甚至刚沏上茶水，就一边吹茶叶一边喝水的人要注意了，此时温度约为75℃，或者更高。另外，那些热得满头大汗，拿起冰镇啤酒或者冰镇饮料就咕咚咕咚地喝上一气的人也要留心了，脾胃可能正在遭受来自你自身的打击。拿曹植的一句诗来说比较恰当："相煎何太急！"

◆ 马铃薯健脾和胃，利大便

《千金要方·脾脏》曰："脾在声为歌，在变动为噫，在志为思。思伤脾，精气并于脾则饥。"脾在声音上表现为唱歌尖、动作上表现为噫气，在情志上表现为思考。思伤脾，精与气汇聚在脾中就会引起饥饿。可见，思虑过度则会伤脾。我们在前边已经介绍过，脾属土，人进食后，脾胃进行消化，小肠进行吸收，最终将营养输布全身。因此，脾、胃为气血生化之源、后天之

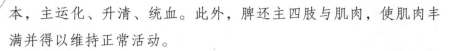

本，主运化、升清、统血。此外，脾还主四肢与肌肉，使肌肉丰满并得以维持正常活动。

除了主运化，脾还有一个作用就是主升清。脾的"升清"是相对于胃的降浊而言的，两者相对立而存在。何为"升清"？升，即上升，是气机运动的一个重要方面，相对于降而言，这里体现的是脾气"升"的运动特点；"清"，指水谷精微等营养精华。所以，"升清"指水谷精微等营养物质到心、肺等，并通过心肺的作用化生气血，以营养全身。

脏腑之间的气机升降运动互相影响、互为因果、协调平衡，是维持人体内脏位置相对恒定的重要因素。不难看出，脾气升发，则元气充沛，人体始有生生之机。反之，如果过思伤及脾，影响其升清的话，则水谷不能运化，气血生化无源。这就是为什么很多人在刚开始处于思之状态时，有一种探索的兴致；而在逐渐深入的时候，显得异常的兴奋；而在精神活动继续进行，或者在长期思索后得到了一个结果的时候，会出现神疲乏力、腹胀、泄泻，甚至眼前突然一黑，就晕厥过去。

那么，为什么过思之后，人好像也感觉不到饿呢？甚至看一些富有哲理性的报纸之后，也会有类似的感觉呢？甚至还觉得有点腹胀的感觉呢？主要还是过思之过。

中医认为，马铃薯具有健脾和胃、通利大便的功效，可辅助治疗慢性胃痛、习惯性便秘、皮肤湿疹等症。从科学的角度分析，马铃薯富含膳食纤维，每100克马铃薯含6克膳食纤维，是治疗便秘的首选蔬菜。所以，马铃薯在欧美享有"第二面包"的称号。如何用它来调养脾胃呢？这里为你推荐一种做法：将梨去皮和核，切小块与熟马铃薯泥拌成沙拉，好吃又通便。如果要治疗胃病，可把马铃薯切碎与大米同煮成马铃薯粥。而用马铃薯、籼米、桂花熬成的粥可治疗由湿疹引起的皮肤瘙痒。此外，因为其只含有0.1%的脂肪，每天多吃马铃薯就能减少脂肪的摄取，并且使体内多余的脂肪逐渐被代谢掉，达到减肥的效果。需要说明的，这是将马铃薯当饭吃，否则效果不明显。

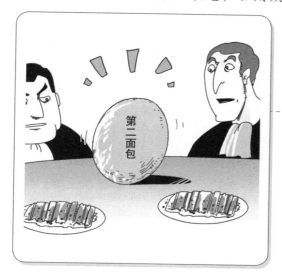

第二面包

马铃薯在欧美享有"第二面包"的美誉，具有调养脾胃、通利二便的功效。

对此，要特别提醒大家的是，很多人认为生气就是"火气大"，所以动不动就给自己清火，使用清火药往往会加重脾胃的受伤程度。因为有些清火药含有大黄等成分，这些成分在通便的同时对脾胃和肠道不利，使肠胃产生依赖性，对身体产生危害，所以不能见了清火药就吃。

◆ 吃大鱼大肉，吃出脾病

民以食为天，吃吃喝喝天经地义，并没有什么雅俗之分。但就美食而言，长期以来，人们一直有一个错误的观念，即美食就是色香味俱全的食物。其实，这更多的是从嗅觉和视觉的角度来认定的。这里，很多人的健康观念是错的。食物的美并非仅仅是

千金方五脏六腑养生智慧

外在的，还包括内在的，而且美与不美是相对每个人的健康状况而言的。用一句最简单的话说，适合你的就是你的美食，否则不仅不是什么美食，还可能是破坏身体健康的毒药。最典型的就是一些大补的山珍佳品，人在虚弱的时候食用它们，往往会要了他们的命，这在历史上已经有了很多的印证。

现在人们生活好了，很多人都觉得过去吃粗粮的时代一去不复返了，整天都能在餐桌上见到大鱼大肉，有一种生活富足的感觉。事实上，现在人的生活稍加调节，基本上不用担心体质虚弱、营养不良，而今天这鱼明天那肉的，吃得好，身体就好吗？当然不是，吃得太好也是一种偏食。

偏食既有宏观的，又有微观的。从微观上看，缺乏某一类营养物质或维生素就是偏食，这主要是从菜品上来说的。而从宏观上看，荤素不搭配同样是一种偏食，这是从食物的品类上来说的。整天大鱼大肉，看似享受了"口福"之乐，却没有真正让身体享受到"口腹"之乐。再说得明确点，就是人过了口瘾，但却让肚子承受了偏食的繁重负担。餐餐大鱼大肉，令脾不堪重负。脾的工作量增加了，就会出现腰酸背痛等身体表现，就会出现"怠工"现象。表现在身体上，就是人会有消化不良的情况出现，在儿童和老人身上的表现会很明显，而青壮年可能没有明显的异常表

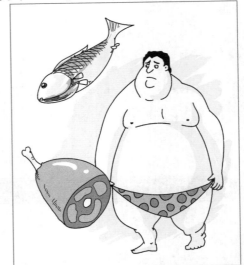

天天大鱼大肉的美食是破坏身体健康的毒药。

现，出现最多的就是很多人说的"光吃不长肉"。所以，这种情况应该考虑的是脾部有问题。

人体消瘦跟脾有关系，这由脾的功能不好所致，因为脾主肌肉。有人以为，我消瘦就应该补充大量的营养。其实，这样做反而不妙，因为脾出问题了。吃进去的营养如果根本无法被吸收，而堆积成无用的垃圾，就会变成湿气。这时，人体自然不能"坐视不管"，就会从整体与全局的角度出发，调动元气去化湿，更多地消耗能量，所以接下来就是越来越能吃却越来越虚弱。因此，即使是进补也要先健脾。否则，脾脏力不从心时，就可能消极怠工，不将食物精华往上送，反而往下走，让营养随着尿液大量流失。这不但不壮身，反而还会引起疾病。糖尿病又被称为脾病，道理就在于此。

光吃不长肉是脾的问题，那么吃得多还能较好地消化是不是就没有问题呢？也有，最大的问题就是肥胖。肥胖对人体的危害就可想而知了，高血压、高血脂、糖尿病等诸多疾病都跟

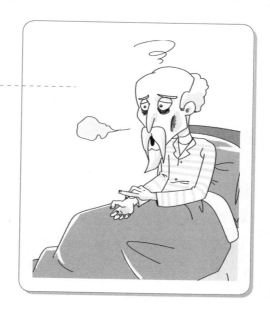

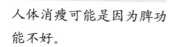
人体消瘦可能是因为脾功能不好。

肥胖有关系，而且"肥胖是疾病的根源"已经达成了共识。胖虽然是吃的问题，但归结到底还是脾的问题。当然，再进一步追"责任"的话，则跟一个人的饮食偏好和生活习惯等诸多因素有关。

◆ 脾经，脾脏调养的多面手

此经上有很多有用的穴位，或可长气血、或可除腹胀、或可开胃、或可止经痛、或可祛湿浊等，为何脾经成了多面手呢？让我们来看看这条经络到底有什么特别之处。足太阴脾经总共有21个穴位，其中11个穴位分布在下肢内侧面，10个散布在侧胸腹部，首穴隐白，末穴大包。此经是阴气最盛的经络，所以有人把它当作治疗妇科病的首选。

对于脾，中西医的看法是不一样的。从大同的角度来看，中医认为脾有统血的功能，而西医也认为脾有贮存血液的功能；中医认为脾有升清阳之能，西医也认为脾有提高免疫力的作用，二者算是求得了大同。所谓的小异则指中医认为脾具有运化的功能，可以将脾中之精华物质转化为气血津液。中医学认为，一个人如果肌肉饱满、气色红润，则是其脾之气运化功能旺盛；反之，则脾气虚弱，进而出现面黄肌瘦、软弱无力的症状，而且不管吃多少，也会如此。

脾经上出现问题，人体会有什么表现呢？因为脾有贮存和运化血液的功能，所以如果脾经不通，身体就会常常出现冷、胀和麻痛的感觉，这也往往是造成很多人对于季节出现过度反应的原因。即到了夏天他们身上比常人更烫，到了冬天他们比常人还怕冷。脾经不通也常会导致消化道的一些症状，如胃痛、腹泻、腹

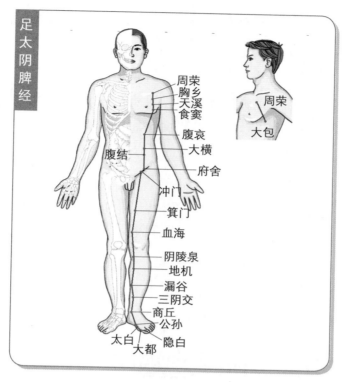

足太阴脾经

周荣
胸乡
天溪
食窦
腹哀
腹结
大横
府舍
冲门
箕门
血海
阴陵泉
地机
漏谷
三阴交
商丘
公孙
太白
大都
隐白

周荣
大包

胀等。再者，一些人会不自主地流口水，而且不吃饭饿得慌，但一吃了饭就想吐，也多半要在脾经上找原因，因为足太阴脾经跟舌、咽部位关系密切。

值得强调的一点，是脾经属于阴经，治疗妇科病自然少不了脾经的使用，其中最为著名的就是三阴交。所谓的三阴交，其位在内踝尖直上3寸，胫骨后缘。至于是哪三阴，有一个演化的过程。自唐代起，三阴交之"三阴"已被理解成太阴、少阴、厥阴之三阴，从而被视为三阴经的交会穴。在中医里，这里几乎成了治疗妇科病的灵丹妙药，好像只要出现妇科病，这里就能在一定程度上帮上忙，如痛经、月经不调，更年期综合征，甚至夸张一点，涉及减肥和手脚冰凉等只要你打个"招呼"，它也管。如何打这个招呼呢？一是要尽可能提前。比如，痛经等在提前5天左右用艾条灸即可。

这里需要强调的一点就是，三阴交是治疗妇科病的特效穴，但与合谷穴一样也是流产的名穴。因此，怀孕期间的女性朋友不要对此穴"轻举妄动"，切忌在怀孕期间将"三阴交穴"和"合谷穴"一起使用。

最后，需要声明的一点是，并非说脾经属阴经，就只调治妇科疾病，在面对胃痛、膝盖疼痛等时，它也能助您一臂之力。比如，按公孙穴（第1跖骨基底部的前下方，赤白肉际处）可主治胃痛、呕吐、腹痛、腹泻、痢疾等，而按压阴陵泉穴（胫骨内侧髁后下方凹陷处）就能减缓腹胀、腹泻、水肿、黄疸、小便不利等脾不运化水湿病证。

◆ 巳时脾经当令，宜防过思

巳时指上午9:00—11:00，这个时候是脾经当令。脾主运化，早上吃的食物在经过胃的消化之后，被运输到全身各处，以供养全身，这时脾就担当起大任。在大多数人看来，巳时是非常适合工作和学习的。自然，这个阶段成为很多人铆足了劲干事业的时候，但这里为你唱唱反调：思则气结，故思贵有度。

思，就是集中精力思考问题。思虑完全是依靠人的主观意志来加以支配的。思考是人类进步和发展的重要工具，也是个人成长和成功的关键因素。中医有"心有所忆谓之意，意之所存谓之志，因志而存变谓之思，因思而远慕谓之虑，因虑而处物谓之智"的说法，所以从思的本义和养生的角度来看，"思则气结"。细辨之，有因学而思，因业而思，此二者若非过思，对身体无害。若因忧而思，或有妄思，那么思就成了养生的大忌。所以，如果一个人在沉思的时候，身心平和，不仅能集中精力思考，而且在一种条理化的思考中，能进入一种深思熟虑之境。但如果思虑过度，则必导致气之留而不行，血之壅滞不畅，血郁气结，这就到了思致病的境地。

过思成疾，这样的事情不管过去还是现在都会发生。从过去来看，试看那些动乱之秋，无辜受冤者，大多忧心忡忡，伏案冥思，百思而又不得其解。深思与久思之后，大多是气结伤脾，食少成疾，甚或因疾含冤而死。在一些影视作品中，这样的镜头更是不少。比如，那些备受下属尊敬的领导，因为坚持原则被人找碴送进了监狱。即使在工作中非常优秀的他们，在面对说不清的冤屈时，他们也会食欲不振，大多是一副挣扎在站立和趴下边缘的样子。

因此，一个人处于妄思胡想的时候，身体必然受到伤害。我们知道，一个人立身社会，不得不三思而行。这里的"三思"说的是要多做思考的意思，是人就不可不思，但思虑不能太过，贵在适度。摒弃忧思、力戒妄思，方为智者养生之道也。

那么，思虑过度会有哪些危害呢？精神受到一定影响在所难免。对于精神活动而言，最为明显的就是思维更加紊乱了。还有一些明显的症状就是失眠多梦、神经

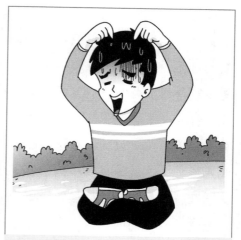

过思成疾，气结者伤脾，就会出现食欲不振的现象。

衰弱等。对于身体脏器的影响而言，过思则伤脾，脾伤则吃饭不香、睡眠不佳，日久则气结不畅、百病随之而起。思考，是解决问题的一种有效途径，但并非只要思考了，就一定可以解决问题，这就是人们常常将"百思不得其解"挂在嘴边的原因。当然，对于过思，还有许多的说法，比如，绞尽脑汁、搜肠刮肚等。世事变化，总有没有答案的问题存在，且不说那些世界之谜，就是生活中那些看似琐小的事情也多有体验。比如，人们在提到家务事的时候，也会说清官难断家务事，就是这个道理。因此，在对待社会上或生活中的那些"百思不得其解"的问题时，最好就不要去"解"它。因为越"解"越不顺，心中不顺则有可能导致"气结"，从而致病生。此外，那些废寝忘食的事情，也尽可能少做。

◆ 辰时胃经当令，宜进早餐

辰时指一天中的7:00—9:00，此时该吃早饭了，是胃经当令。什么是胃经？胃经属十二经脉之一。它的循行路线：在体内，属胃络脾。在体表，由鼻部经过侧头部、面部、颈部、胸腹部、下肢外侧的前面，止于第二趾端。从胃经循行的路线我们可以看出，不仅胃疼跟胃经有关系，膝盖疼、脚面疼也都是胃出了问题。正因为如此，古人非常重视护膝，席地而坐或者是在跪坐的时候，会把两手放在膝盖部位。为什么把手放在膝盖部位呢？因为手上有劳宫穴，此穴属火，这就是很多小孩子肚子疼的时候，一些父母将手放置在孩子肚脐部位，轻轻按揉能缓解因受凉而肚子疼痛的原因。另外，痛经或月经不调的女性，出现经期前后乳房胀痛和大腿根酸痛，也与胃经有关。因为胃经由脸部向下，会经乳房正中线下去，胃经不调则血不足，血下不来，就造成了不通则痛。

在十二生肖中，辰时所对应的动物是龙。龙尽管只是我国古代传说中的一种神秘动物，但它可以说是真正实现了博采众长，而且这些"众长"还有一个特点就是采集每种动物最具生发性的部分。比如，龙的角其实就是鹿的角，而鹿茸绝对是生机最旺的。所以，龙成了一种生机的化身，而辰时之所以与龙相对应，也是在暗示辰时进食的重要性。因为此时胃经当令，它能将食物变为充满生机的精血，这对人体健康是非常重要的。所以，在现实生活中，此时不要求你有"高餐"，但早饭是一定要吃的。在中医里，脾胃被称为仓廪之官，负责掌管人体内的收纳和布化。如果早饭没有吃，那么胃经当班的时候就相对被闲置，脾经也就没有什么可以输送分配的东西了，脾胃就会持空运转，自然人就会感到头晕无力。所以，早饭不仅要吃，还要吃好。一些富有经验的人在教育孩子吃饭的时候也常说"早饭吃得像皇帝一样"，也就是这个道理。

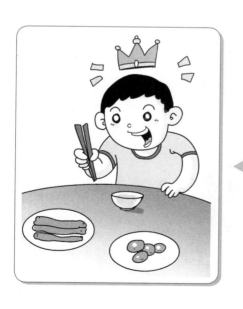

辰时（早上的7:00—9:00）是胃经当令，此时该吃早饭了。早饭不仅要吃，还要吃好。

时下，有些人喜欢吃生冷的食品，一早就喝果蔬汁。殊不知，身体永远欢迎的是温暖的东西。身体温暖，微循环才会正常，氧气、营养及废物等的运送才会顺畅。况且，早餐吃"热食"才能保护"胃气"。因为早晨的时候，日出刚起，阳气还在生发阶段，大地温度尚未回升，同时夜间的阴气还未除，体内的肌肉、神经及血管都还呈现收缩的状态。假如这时候你再吃喝冰冷的食物，必定使体内各个系统更加挛缩、血流更加不顺。所以，建议早上最好多食小米粥、热稀饭、热燕麦片、热豆花、热豆浆、山药粥等。

为什么有人将痤疮称为"壮疙瘩"？

额头和脸颊的痤疮多半是胃经的病，究其原因多与大量的饮用冷饮有关，所以夏季表现得更加明显。大量的冷饮会导致胃寒，人体的温度恒定是体内运化的基础，所以在出现胃寒的情况时，人体的自保功能就会开启，会从胃内部攻出热来逼走寒气。如果此时对身体的判断失误，在体内攻热的时候，以为身体还很"干渴"的话，就会造成总有寒结在胃里，使胃火加剧，不断往上攻。直到攻到脸上时，人就会出现痤疮。之所以将此称为"壮疙瘩"，是因为身体还有一定的"本钱"，能够在误入歧途的时候，持续地有胃火攻出来。

◆ 敲胃经，为人体"仓库"添给养

中国人对一个人的批评往往不从正面去说，而是从侧面较为艺术地说，看似风马牛不相及，实则往往蕴含着一些生活的"大道理"。比如，人们开玩笑常会说，你连吃饭都不行，还能干什么？换句话说就是，如果员工连饭都吃不好，工作效率也就

不会好到哪里去。而一个孩子如果吃饭有问题，那么他的学习也多半不会拔尖。这或许才是中国人见面就问"您吃了吗"的真正原因。

脾为"后天之本"，脾胃互为表里。因为脾胃具备了消化和吸收的功能，掌握着身体能量的吸收和分配，所以如果脾胃没有被照顾好，它就会在供给和能量的分配上给你"缺斤少两"，让你身体的很多器官都处于一种"怠工"的状态，身体的运作代谢减慢，自然人的工作效率就低。所以，智慧的中国人要了解一个不常往来的人最近的成就如何，绝对不会直接去问，而是问"吃"，然后通过"吃"来推知问题的答案。"廉颇老矣，尚能饭否"说的不就是这个道理吗？

胃经的重要性不仅因其被公认为"后天之本"，还因为其依托的经络，而这个经络的"出身"确实不凡。胃经属于阳明经，自然具有多气血，而且从首穴"承泣"到末穴"厉兑"共有40多个穴位，15个分布在下肢的前外侧面，30个穴位在腹部、胸部、面部和头部。按摩这些穴位，大多可以充实胃经的经气，使其与之联系的脏腑气血充盛。当然，胃经之所以比较牛，并非因为它是人体经络中分支最多的一条经络，也不是因为它"人丁兴旺"（即穴位繁多），而更多的是因为其对人体的重要性。比如，这里就有号称是"人体第一大长寿

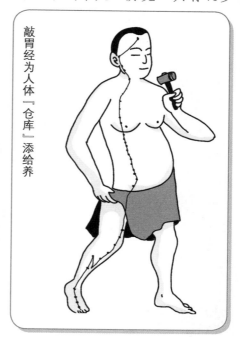

敲胃经为人体「仓库」添给养

穴"的足三里。足三里，位于小腿前外侧，当犊鼻穴下3寸，距胫骨前缘1横指（中指）。另外一种简易找法：从下往上触摸小腿的外侧，左膝盖的膝盖骨下面，可摸到凸块（胫骨外侧髁）。由此再往外，斜下方一点之处，还有另一凸块（腓骨小头）。这两块凸骨以线连结，以此线为底边向下作一正三角形，而此正三角形的顶点就是足三里穴。说到足三里穴就有一个我们常常容易犯的保健误区了，回想一下哪里出了问题。这就是洗脚。

外国人喜欢洗澡，中国人喜欢泡脚，这跟生活习惯有关。对于中国人来说，泡脚是一个好习惯，但日常生活中，很多人在洗脚的时候，往往都是脚搓脚。这个习惯一方面源于懒惰，另一方面可能

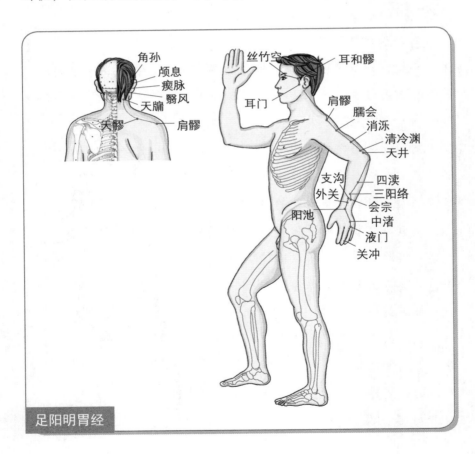

足阳明胃经

源于一些地方有一种迷信的说法，即"脚搓脚"的人有福气。事实上，这跟保健是相悖的。洗脚要让热水惠及足三里，加上手的按摩揉搓，就可以在很大程度上消除疲劳。事实上，下肢发凉、无力，灸足三里也很有效。而且，为了防止因为胃经气血不和出现呕吐、腹胀、便秘等，就需要经常揉搓和敲打足三里等穴。此外，胃经是无病保健，有病治病。比如，多压四白穴可以提高视力，而指压、艾灸天枢穴可以辅助治疗泻痢。四白穴位于人体面部，瞳孔直下，当眶下孔凹陷处。取穴时通常采用正坐或仰靠、仰卧姿势，四白穴位于人体面部，双眼平视时，瞳孔正中央下约2厘米处；而天枢穴则在脐中旁开2寸即是，前者在洗脸的时候基本就能解决，而后者在洗澡的时候也顺手就搞定了，所以只要有意识去做，保健就那么简单。

对于胃经，结合早饭，还要告诉你两点：其一，吃早饭不会发胖；其二，早饭要吃得好，吃得科学。吃早餐不会发胖是因为虽然你晚上睡觉了，但身体其实还在轮班看护你的健康，所以仍然有消耗，而且在睡了8小时后，胃经在辰时开始接班。此时，太阳升起，阳气升腾，阳盛需补阴，而食物属阴，此为正当时。再从下一个接班的脾经来看，它的工作就是将食物变成精血，进而输送到身体的各个部分。从身体脏器的工作流程就可以看出，如果不吃早餐，那么脾经当令的时候就没有什么可以运化的，身体的其他地方自然就得不到濡养，多会出现头晕等症。至于要吃得好，是说的营养；而要吃得科学，就是在吃的食物选择和方式上下点功夫。比如，早饭应该多享用"热"食，因为长期吃冷的东西，会伤害胃气，降低身体的抵抗力。

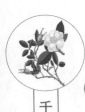

◆ 饮食有节，脾胃自安

我们这里所说的饮食有节，指饮食要有节制，不可随心所欲，既要讲究吃得科学，又要讲究方法。具体地说，是要注意饮食的量和进食时间。

生活中，我们经常说，任何事物只有做到"恰到好处"或"适可而止"，才算是最好的，否则便会招来"物极必反"的麻烦。我们的日常饮食也是如此，你吃得多了，你的脾胃就会有意见。脾胃虽然不会说话，但它会以别的方式反抗你，甚至报复你。时间一长，你的消化功能就会紊乱，进而影响你的身体健康。这正如中医所说："饮食自倍，肠胃乃伤。"中医学认为，人的脾胃是调节人体气机升降的枢纽。这就像铁路交通的重大枢纽一样，某个地方一旦有异常现象，势必会引起一连串的反应，如车次混乱、旅客受阻，甚至车祸。同样，如果脾胃这个人体的枢纽瘫痪了，就会导致一系列疾病，如糖尿病、急性胃炎、慢性胃炎、肠炎等。

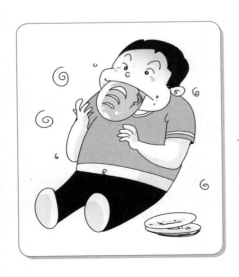

"饮食自倍，肠胃乃伤"。中医学认为，脾胃是调节人体气机升降的枢纽，长期暴饮暴食会导致一系列疾病，如糖尿病、急性胃炎、慢性胃炎、肠炎等。

有句谚语说得好："宁可锅中放，不让肚饱胀。"什么意思呢？就是说吃剩下的饭菜宁可放在锅里或倒掉，也不能勉强自己吃完。然而，在现实生活中，有多少人能真正做到这一点呢？孩子过生日、父母或自己的一些纪念日，还有那些别人的或自己的值得庆贺的日子，哪一个能少了一顿丰盛的美餐。尤其是春节期间，单位宴请、家庭聚餐的机会更多，因此暴饮暴食成为一种常见的"节日综合征"，不少人在节日欢乐祥和的气氛中因暴饮暴食而乐极生悲，害人害己。

吃得太饱不利于健康，但吃得太少也对健康不利。有些人片面认为吃得越少越好，尤其是减肥族，为了让自己拥有苗条的身材，强迫自己挨饿，结果由于身体得不到足够的营养，反而虚弱不堪、四肢无力、精神恍惚。正确的方法是根据自己平时的饭量来决定每餐该吃多少。"凡食之道，无饥无饱，是之谓五脏之葆。"这无饥无饱，就是进食适量的原则。只有这样，才不致因饥饱而伤及五脏。

饮食有节，还指饮食要定时。饭时没到，就不吃东西，这种饮食习惯是正确的。"一日三餐，食之有时"，脾胃适应了这种进食规律，到吃饭时便会做好消化食物的准备。爱吃零食的人，到了吃饭时间，常会没有饥饿感，勉强塞进些食物，也不觉有什么滋味，而且感觉消化不良。对饮食宜定时这一点，《尚书》中早就指出了"食哉惟时"的观点。意思是说，人们每餐进食都应有较为固定的时间，这样才能保证脾胃消化、吸收正常进行，脾胃的活动能够协调配合、有张有弛。中医学认为，一天之中，机体阴阳有盛衰的变化，白天阳旺，活动量大，故食量可稍多；而晚上阳衰阴盛，即待寝息，以少食为宜。因此古人有早餐吃好、午餐吃饱、晚餐吃少的名训。按照现代营养学的要求，一日三餐的食量分配比例应该是3：4：3。打个比方说，如果我们一天吃1000克粮食的话，早晚餐应各吃300克，中午吃400克，这样比较合适。有人观察，每天早餐进食837焦的热量，对体重并无明显的影响，而如果把这些热量放在晚餐，人的体重就会明显增加。这说明，关于饮食对于体重的影响，一天中什么时候吃比吃什么还要重要。

我们这里强调按时进食，并不完全排斥按需进食，即想吃时就吃一点，不想多吃就少吃一点。像身患慢性病、运动量不大的老年人，晚上不想吃东西，或吃东西后肚子就难受；午睡时间过久的人，常常在晚餐时间不想吃东西；熬夜加班的人，在第二天早餐时往往不想吃饭，想赶快睡上一个好觉。对于老年人来说，等有了食欲时再吃会更好一点。对于这一点，中国养生专家曾指出："不渴强饮则胃胀，不饥强食则脾劳。"意思是说，人若不渴而勉强饮水，会使胃部胀满，若不饿而勉强进食，则会影响脾的消化吸收，使脾胃功能受损。按需进食，是适应生理、心理和环境的变化而采取的一种饮食方式。但它不应是绝对地随心所欲，如零食不离口；也不应是毫无规律地随意进食，而是人于内适应变化的需求，使饮食活动更符合内在的消化规律，于外适应变化的环境。

总之，按需进食与一日三餐、按时吃饭的饮食习惯并不矛盾，

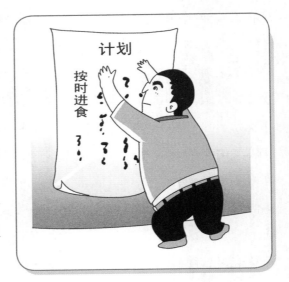

它们是相辅相成、互为补充的。它们可以适应人们在不同环境中的饮食需求，都是为了让人们的饮食活动变得更科学、对健康更有益。

《黄帝内经》中也说道："饮食有节……故能形与神俱，而尽终其天年，度百岁乃去。"说的就是，如果饮食上注意节制，便能长命百岁。因此，建议人们饮食时一定要注意有节，做到先饥而食，食不过饱，未饱先止；先渴而饮，饮不过多，并慎戒夜饮；饮食品种宜恰当合理，进食不宜过饱……一餐所进肉食不宜品类繁多等。

◆ 生气，脾胃的调养之道

根据中医"怒胜思"的法则，怒疗可用于因忧愁、思虑过深而导致的脾胃病患者。但对那些"肝火重"的患者要慎重使用，以免造成不良后果。

有这样一个例子：很久以前有一个国王，自从自己心爱的皇妃死后，整日沉浸在悲痛中，痛不欲生、不思茶饭，很快就面容憔悴，病倒在床。宫内所有太医都无能为力，只好张榜用重金寻找名医。有一位名医得知此事，果敢地揭下榜文。当太医询问其治病良方时，他却说不需一草一药，只需到国王面前做几个动作就行，但前提是必须免其一死。太医虽然觉得很奇怪，但还是答应了他的要求。这位名医大胆地走到国王面前，连下跪之礼也不行，粗声质问国王病情，甚至跳到国王的卧榻上为其诊病。国王愤怒之极，发

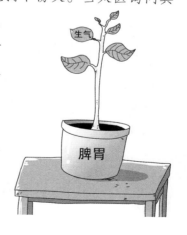

誓要将这位名医斩首，于是要吃要喝，很快身体就痊愈了。当国王再找这位名医时，他已经远走他乡了，因为这位名医深知"龙颜不可触，触之必死"的道理。

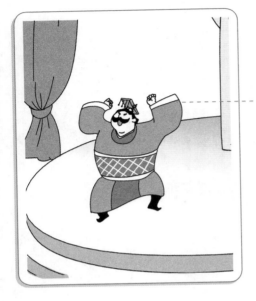

激怒患者可治疗思郁之疾！

《续名医类案》也记载说，韩世良治疗一位"思母成疾"的女患者时，叫女巫告诉患者，她母亲因女儿之命相克而死，在阴间准备报克命之仇。患者大怒，骂道："我出母病，母反害我，我何思之！"痛恨、怒骂亡母之后，女患者"病果愈"。还有一例，可作为一些家长朋友遇到书痴的时候尝试而行。据《四川医林人物》记载，有一个清代医家李建昂治一书生，该书生患病后独居暗室，不曾外出，而且久而久之不喜灯火，即使偶尔吃饭等出来走走，那就病得更厉害。知道了这些情况之后，李大夫就取其所作文章，乱其句读，高声朗诵。书生闻之大怒，怒而夺过其文，面灯而坐，顿忘畏明之习；再与方药，一个疗程之后，病则痊愈。前者据该妇思母心重不能自拔，便告之其母予找其报克命之仇，以此激怒之，即收怒胜思之效；后者针对书生洁身自高，不能忍受别人曲解其文的心态，乱读其文以激怒之而胜思郁之疾。这样的例子不胜枚举。

不仅是在古代，即使是在现代社会，很多的企业也依然会利用这样的方法来调理情志。比如，有的企业就设有情绪宣泄室，室内将上司做成橡胶模型，供下属在思而不解的时候，去猛烈打击，让影响他们身心健康的情绪喷发出来，不积压在心里。这一点日本的一些企业做得比较好。当然，这种宣泄情绪方法的建立和完善，从另一个角度也在说明他们国民的压力和思虑程度可能相对于其他一些国家更为突出。成年人可以这样做，那小孩子呢？我们发现一些颇懂养生之道的家长朋友，会根据孩子的生理和年龄等特点，给他们制订一些劳逸结合的学习计划。在计划之内的专心学习，自然不会受到任何的干扰；但在计划之外，却不会过多的强求对那些"思考题"的大量训练；甚至在孩子若有所思发呆的时候，还会用假怒的方式责问其在"想什么呢，一副发呆的样子"，从而避免过度思考对孩子身心造成的影响。

当然，在使用"怒疗"时应不使患者的自尊心受到伤害，并且要事先告诉患者的家属这样施治的目的，以免给自己带来难以想象的不良后果。

怒胜思的疗法只有两种情志在一个人身上体现时，才能生效，非疗治的人用怒去疗治过思的患者。即使疗治的人采取了怒的方式针对过思进行治疗，也是在无端中生怒以引导过思者生气，然后利用怒胜思战胜思虑过度。就像上面我们提到的孩子的家长生气，实际上这是引导孩子生气，让孩子觉得委屈，"我本来认真学习，你凭什么生我的气，再说，我又没有做什么坏事，也没有招惹你"，然后通过孩子自身的怒来抑制孩子自身由过思造成的伤害。

虽然以怒胜思是一个有效的调理方式，但这毕竟是一种近乎亡羊补牢的方法，所以更多的是要我们在平时多修身养性，让自己保持一颗平常心，能更多地在前进的路上淡泊名利，拥有一个顺其自然的心态，让内心多一份宁静。或许这不仅是无为而为的真谛，还是平平淡淡才是真的意义之所在。

◆ 笑，没有成本的天然良药

笑是最经济的天然良药。笑是"美容师"，笑是"长寿经"。经常笑的人不但人缘好，而且不易生病。疾病与烦恼和疲劳有关，当出现肩膀僵硬、倦怠时，压力就会借着神经传递给脑，疲倦症状则会反映在身体上。因此，为了消除压力，最高境界的心灵健康疗法就是笑。美国斯坦福大学医学院的专家们说，笑是一种运动，或者说是一种静止的跑步。一次欢笑能使呼吸运动加深，肺活量增加。笑还能使胃体积缩小，胃壁张力增加，消化液增多，增进食欲。笑会使心跳和血液流速加快，面部及眼球的血液供应充足，从而使面颊红润、眼睛明亮、容光焕发。笑能调动大量肌肉的运动，从面部的微小肌肉直到腹部、背部和四肢的大块肌肉。3分钟的笑能代替15分钟的体操。

可见，笑是一味良药，它意味着豁达、宽容、忍让和理解，使大家活得轻松自在、幸福康乐。

笑为什么有益于脾胃健康呢？因为大脑接收压力后，由下视丘传递给脊髓，经过自律神经影响内脏。此时，人体会产生副交感神经紧张、胃液分泌增加，而使胃酸过多，且易发生脉搏跳动减弱、血管扩张、血压降低、发汗、腹泻等症状，这就是导致胃炎、胃溃疡、十二指肠溃疡的主要原因；尤其是中老年人则会因交感神经紧张而导致高血压、便秘，因压力使旧脑（大脑旧皮质）无法控制，很容易引起发怒、悲伤、恐惧等心神不定的现象。遇到这种情况，做一段简单易学的体操或开怀大笑就能转危为安，因为笑既能强烈地刺激大脑，又可将压力、身心的疲劳抛于脑后。当我们畅快地欢笑时，仿佛在进行深呼吸，可以充分补给身体氧气，强化心脏，保健内脏；同时，还可使腹肌收缩，消除消化管紧张，改善便秘与消化不良的现象。有心理专家指出："当你遇到悲伤或厌烦的情况时，请面对镜子笑一笑，很快就能恢复开朗的心情，全身又再度充满无限的活力。"所以，每天有一次发自内心的笑是绝对能延年益寿的。

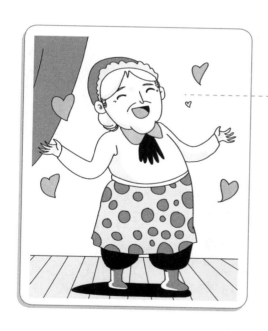

笑是最经济的天然良药，可使人面颊红润、眼睛明亮、容光焕发。

凡事都有两面性，笑也一样，笑对于人体也并非绝对有益。哪些人哪些时候不宜大笑呢？吃饭时不要大笑，避免"呛着"。

因为大笑可能使会厌反射失灵，导致食物误入气管。有严重心血管疾病的患者不宜大笑。腹腔手术后一段时间内，患者不宜"捧腹大笑"。因为大笑之时，腹腔压力增强，使愈合不良的伤口裂开，即"笑破肚皮"。一些人大笑之后，下颌关节脱位，口不能闭合，这就是我们常说的"笑掉大牙"。总之，过分的或者不合时宜的笑，不仅于健康无益，有时甚至会造成伤害。

◆ 运动，健脾养胃离不了

生命在于运动，这无可厚非，但凡事都要有个度，运动也是如此。我曾遇到过这样一位患者，他患有慢性胃炎。他说他听从医生的嘱咐，每天早上5∶30就起床跑步，直到跑得大汗淋漓才停止。他说他从来不敢怠慢，简直是风雨无阻。可事与愿违，他的病情不但没有好转，反而越来越严重，这是怎么回事？他百思不得其解。显然，他的病情恶化是由运动不当造成的。慢性胃炎患者不能进行剧烈运动，而且进行户外锻炼时要注意保暖，尤其在冬天。他没有把握好锻炼的度，也没有注意锻炼的细节，所以病情恶化。

脾胃病患者在平时的运动调理中，应注意以下5点。

其一，胃下垂患者应在饭后2小时进行锻炼。而且，胃下垂患者在进行全面的健身运动时，还特别要注意加强腰腹肌力量的练习及提肛运动，学会腹式呼吸法。脾胃病患者饭前不宜进行剧烈运动。

其二，溃疡处于活动期的患者，要避免或减少腹部运动，以免增加出血或穿孔的概率。如果伴有严重器官功能衰竭时，也不宜采用运动疗法。急性肠胃炎、胃出血、腹部疼痛、消化性溃疡患者有穿孔、出血或癌变可能时，不宜进行运动锻炼，待病情好转后，再进行适量运动。有明显幽门梗阻时，也不宜进行运动治疗。

　　其三，脾胃病患者在初期参加运动锻炼时，运动量应控制在小强度以内，运动时脉搏控制在100次／分钟左右；随着病情好转，可适当加大运动量，运动时脉搏可以达到130～140次／分钟。每天运动的时间最好是20～40分钟，不用刻意固定时间，但一定要有恒心，而且坚持不懈。运动时一定要选择氧气充足、空气清新的场地；运动前切记要热身，活动一下四肢，逐渐进入运动状态。由于运动中出汗会大量损耗体内液体，从而使力量、速度、耐力及心脏的输出能力都有所减弱，故在运动前1～2小时、运动中及运动后都要适量饮水，不要等到口渴时才喝水。在进行户外运动时，要注意气候的变化，随身携带衣物及时增减，避免着凉感冒。

　　其四，脾胃病患者在运动时要注意全身运动与局部运动相结合。只有这样，才能取得较好的康复保健作用。一般以全身运动为主，同时注意配合一些适当的按摩治疗，对症状改善会有一

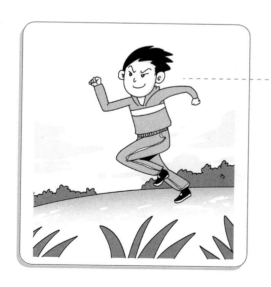

坚持运动，可改善脾胃的血液循环，对身体的康复有一定的促进作用。

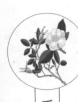
定的帮助，对促进脾胃血液循环有一定的作用，进而促进溃疡的愈合。

其五，持之以恒，坚持不懈。运动疗法对消化性溃疡的康复保健具有一定的作用，但非一日之功，只有长期坚持，才能取得预期的效果。因为机体的神经系统、内脏器官及肢体功能的完善、体质的增强，是要通过多次适当运动量的刺激和强化，才能获得的。

此外，如果条件允许，可根据运动的项目来选择合适的背景音乐。美国马里兰州立大学的一项课题研究表明，音乐是运动过程中最有力的驱动工具。运动时，如果有音乐伴奏，会增加运动的频度，延长每次运动的时间，并可加大练习的强度。听音乐的同时还可体会运动过程中自我陶醉的乐趣，使你获得更好的运动效果。这是因为美妙的旋律会一直萦绕在你的脑海中，驱动你的身体随着美妙的音乐舞动，达到最理想的运动效果。

第六章

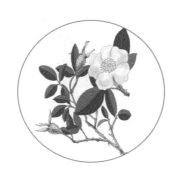

大肠与小肠：若要长生，肠要常清

新陈代谢、吐故纳新是人生命不息之本。在生命活动中，人体吸收和排泄主要依赖于肠道，可以毫不夸张地说，只有肠道健康，人体才能常健康。大小肠就像两个尽职尽责的卫士一样，审查着每一种进入人体的食物。它们决定什么应该留下，什么应该舍弃。假如肠道的筛选工作发生混乱，我们的健康也就要出问题了。因此，"欲得长生，肠中常清；欲得不死，肠中无滓"，这是肠道养生的真谛。

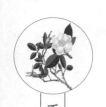
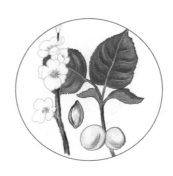

第一节　药王善治肠病

　　小肠有病，就会绕脐而痛、心烦心闷、头顶痛坠、腰脊痛引、睾丸疝气、小便赤涩、尿闭、血尿，小肠气绝则自汗不止。大肠有病，就会肠鸣腹痛、便秘、泄泻、脱肛等。大肠气绝则泻泄无度，大便失禁。中医认为，"肺与大肠相表里""心与小肠相表里"。大小肠疾病的致病原因在于肺和心，因此治疗大小肠疾病，应从脏腑整体功能来考虑。《千金要方》为我们辨证论治大小肠疾病提供了理论依据。

◆ 小肠虚寒

小肠虚寒指小肠分清别浊功能减退所表现的症候。《千金要方·小肠腑》曰："病苦颅际偏头痛，耳颊痛，名曰小肠虚寒也。"此病多由素体阳虚，贪食生冷，阳虚中寒，小肠分清别浊功能衰减所致，常见于现代医学慢性肠炎、胃十二指肠溃疡、慢性泌尿系感染等。

小肠虚寒临床表现为小腹隐痛、喜温喜按、便溏，甚或脘谷不化、尿清频数不爽、畏寒肢冷、面色白、舌质淡胖嫩、脉沉迟无力。

小肠位于小腹内。小肠虚寒，寒性收引凝滞，致经脉拘急，气机不畅，故小腹隐痛；小腹得温，则寒气暂得温散；得按，则气机暂得畅通，而使疼痛减轻，故腹痛喜温喜按。小肠虚寒，分清别浊功能衰减，则清浊不分，混杂而下，故大便溏泻，甚至完谷不化。虚寒内生，水液不得温化，故小便清长频数；水湿上泛，故面色白，舌淡胖嫩；膀胱气化不利，故小便滞涩不爽。机体得不到阳气温煦，故畏寒肢冷，脉沉迟。

小肠虚寒的治疗宜温通小肠。可采用如下方剂进行治疗。

方一 附子理中汤

【组成】熟附子9克，党参、炒白术、干姜各10克，甘草8克。

【用法】将以上药分别切碎，加入适量水煎煮，取汁300毫升，分3次服用，每日1剂。

主治

此方为温通小肠方，主治小肠虚寒，症见腹痛隐隐等。

方二 干姜汤

【组成】干姜9克，当

千金方五脏六腑养生智慧

归、黄檗、地榆各12克，黄连、阿胶各6克，石榴皮3枚。

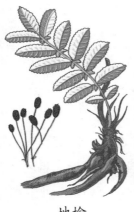

地榆

【用法】将以上药分别切碎，除阿胶外用1400毫升水煎煮，取汁500毫升，去药渣，加入阿胶，熬至阿胶溶化尽为止，分3次服用。

主治

此方为温通小肠方，主治小肠虚寒，症见痛下赤白、肠滑。

除中药方剂外，也可以采取食疗的方法治疗小肠虚寒。

方一 党参鹌鹑

【组成】党参、山药各10克，鹌鹑适量。

【用法】将鹌鹑宰杀洗净后，净锅置火上放猪油，加姜、葱调味，再放鹌鹑，稍炒，放党参与山药和清水（约100毫升），熬至汤浓肉熟起锅。吃鹌鹑。

主治

适用于气虚乏力、食欲不振者。

方二 板栗粥

【组成】板栗、糯米各100克，生姜10克，精盐5克。

【用法】将板栗去壳打成颗粒，与另三物同入砂锅，加入1000毫升清水，小火煮至汤稠。

主治

本品适于脾胃虚弱、腹痛腹泻。

方三 山药鸡肫

【组成】鸡肫250克，鲜

山药100克。

【用法】将鸡肫切成薄片，山药切片，锅置火上，加入菜油，下姜丝，炒香后，下鸡肫、与山药同爆，熟后起锅。

本品适用于脾胃虚寒、小肠虚寒证。

◆ 大肠虚寒

大肠虚冷即大肠经虚寒，是大肠阳气虚衰而不能固摄所表现的证候。《千金要方·大肠腑》曰："凡右手寸口气口以前脉阳虚者，手阳明经也。病苦胸中喘，肠鸣，虚渴唇干，目急，善惊，泄白，名曰大肠虚冷也。"此病多由素体阳虚，或过食生冷、久病伤阳、久泻久痢，使大肠传导失常所致。

此病多见于慢性痢疾、慢性肠炎等，其症状主要表现为脘谷不化、下利稀薄、便次增多、粪便色淡不臭，或大便失禁，甚则腹痛隐隐、喜热喜按、四肢不湿、脱肛、肠鸣、舌淡苔白滑、脉沉弱。大肠虚冷证以大便滑泄不禁为特征，与脾、肾虚寒有关，多兼脾、肾阳虚的表现。大肠阳气虚衰，失却固摄之作用，门户失控，因而下利无度，甚则大便失禁或脱肛。阳虚阴盛，寒从内生，寒凝气滞，见腹部隐痛，喜温喜按。舌淡苔白滑，脉沉弱，均为阳虚阴盛之象。治宜涩肠止泻、温中散寒，方用黄连补汤、真人养脏汤。

方 黄连补汤

【组成】黄连12克，茯苓、芎劳各9克，酸石榴皮5片，地榆15克，伏龙肝（研末）40克。

【用法】将以上诸药分别

切碎，除伏龙肝末外，用1400毫升水煎煮，取汁500毫升，去渣，加入伏龙肝末，分3次服用。

主治

此方为温肠止痢方，主治由大肠虚冷而导致的下青白痢、肠中雷鸣不停等。

◆ 小肠实热

小肠实热证是小肠里热炽盛所表现的症候。《千金要方·小肠腑》说："病若身热，来去汗不出，心中烦满，身重，口中生疮，名曰小肠实热也。"此病多由心热下移于小肠所致。其临床症状主要表现为心烦口渴、口舌生疮、小便赤涩、尿道灼痛、尿血、舌红苔黄、脉数。

为什么会出现上述症状呢？心火内盛，热扰心神则心烦；心火上炎则口舌生疮；热灼津液则口渴；因心与小肠相表里，心火过盛可随经络下移至小肠，小肠有分清泌浊的作用，使水液入于膀胱，则可出现小便赤涩、尿道灼痛的症状；如热盛灼伤阳络则可见尿血、舌红苔黄、脉数为里热之象。

在治疗小肠实热时需要特别注意，小肠实热与膀胱湿热有点相似，两证往往均有小便热、赤，但小肠实热必有心火之亢盛的症状和病因；而膀胱湿热往往伴随腰痛、小腹胀闷等症。孙思邈针对小肠实热的不同症状进行辨证论治，采用了以下中药方剂。

方 一 柴胡泻汤方

【组成】柴胡、泽泻、橘皮、枳实、黄芩、旋覆花、升麻、芒硝各6克，生地黄（切）18克。

【用法】将以上诸药分别切碎，除芒硝外，用2000毫升水煎煮，取汁600毫升，去药渣，再加入芒硝，分3次服用。

主治

此方为清肠泄热方，主治由小肠实热胀满而致的口中生疮等。

方二 大黄丸

【组成】大黄、葶苈、芍药各6克，大戟、朴硝各9克，杏仁50枚，巴豆7枚。

【用法】将上药切碎并研成细末，用蜜调和，制成梧桐子大小的丸，每次用汤液之类送服7丸，小儿每次服2～3

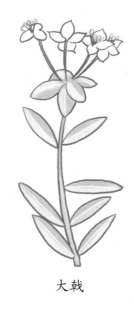

大戟

丸，每日2次。

主治

小肠实热。

另外，小肠实热，可灸阴都穴，患者有多少岁就灸多少壮。穴在上腹部，当脐中上4寸，前正中线旁开0.5寸。如果小肠泄利脓血，可灸魂舍穴100壮，小孩应减其壮数。再灸小肠俞7壮。

◆ 大肠实热

大肠实热指热邪蕴结大肠所表现的症候。《千金要方·大肠腑》曰："痛苦肠满，善喘咳，面赤身热，喉咽中如核状，名曰大肠实热也。"此病多由因素体阳盛火旺，过食辛燥之品，外感热邪或肺移热于大肠所致。

大肠实热见于便秘、腹痛、痔疮、伤寒阳明病、温病等病证中。症状主要表现为身热面赤、口燥唇焦、腹满痛拒按、肛门肿痛、大便干燥秘结、便血或痔疮出血、小便短赤、舌苔黄干、脉数有力。在临床上，胃与大肠往往相互影响，大肠实热证可兼见胃热证。

除大便秘结、腹胀、肛热之外，可兼见胃脘灼热、烦渴喜饮、易饥、多食、齿龈肿痛等症状。大肠实热证的治法为苦寒泻下或清肠凉血，可以采用以下方剂进行治疗。

方一 生姜泄肠汤

【组成】生姜、橘皮、青竹茹、黄芩、栀子仁、白术各9克，桂心3克，茯苓、芒硝各9克，生地黄30克，大枣14枚。

【用法】将以上诸药分别切碎，除芒硝外，用1400毫升水煎煮，取汁600毫升，去药渣，加入芒硝，分2次服用。

主治

此方为泄热通便方，主治由大肠实热而导致的腹胀不通、口中生疮等。

方二 大承气汤

【组成】大黄、枳实各12克，芒硝9克，厚朴15克。

【用法】将上药分别切碎，除大黄、芒硝外，用水2000毫升煎煮，入大黄再煎2沸，取汁600毫升，去药渣，再加入芒硝，分3次服用。

主治

此方为泄热通便方，主治大便不通、脘腹痞满、腹痛拒按，按之则硬、手足出汗、舌苔黄燥等。

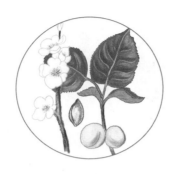

第二节　大肠、小肠的常规保健

　　小肠是"受盛之官"，它收了很多东西，但是自己不能用。它必须"取之于民，用之于民"，服务于机体的正常运行。大肠为"传导之官"，除了进一步吸收食物的营养，还要把糟粕排出体外。肠道在人体的交通枢纽中处于承上启下的位置，上连胃，下接肛门，所以要好好地疏通它，才能避免发生交通事故。要知道，照顾好肠道，也就照顾好了自己，如果损害了肠胃，无疑是拿自己的健康开玩笑。无怪乎人们常说："肠道保养好，百病不来找！"

◆ 小肠为受盛之官

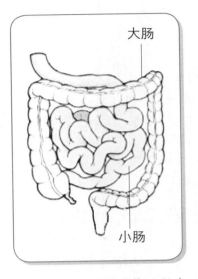

大肠

小肠

《千金要方》在给人体主要脏腑封官晋爵时，这样评价小肠："小肠者，受盛之府也,号监仓吏。"中医又有小肠为"受盛之官,化物出焉"的说法,怎么解释呢?小肠对于人体来说，犹如负责接受各国贡品的官员，主管吸纳饮食水谷的精微物质。其中，"受盛"的意思是"承受和兴盛"，就是小肠接受由胃传送下来的、经过初步消化的水谷，将其进一步消化，变成精微物质，并大量吸收，使体内的精微物质充足。其实，小肠按现代部门来说，有点像国税局，收了很多纳税人的钱，但是这些钱不是给自己花的，也不是给国家领导人花的。这些钱是取之于民，用之于民，回馈社会的。小肠的功能就是先吸收脾胃腐熟后的食物的精华，然后再把它分配给各个脏器。因为下午1:00 — 3:00 小肠经当令，人体主吸收，所以我们午饭要吃好，营养和口味都要相对很高，而且还要好吸收。

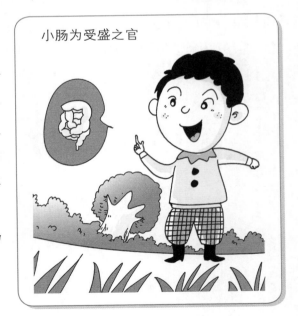

小肠为受盛之官

小肠的第二个功能就是"化物出焉"，什么是化? 这个"化"

就像是女人做全身整容手术，把一个"丑女"彻头彻尾地改变为"美女"。那么小肠是干什么的？它就是"整容医生"，接受容纳脾胃腐熟的水谷，并将之充分腐熟和吸收。通俗点讲，将食物中能够消化的部分都化成人体能够吸收的最基本、最简单的元素——精，这就是"化物出焉"。精就是水谷变化以后的精微产物，是组成人体脏腑组织的最基本物质。小肠化的是精，即"液"，是人体气血的精华。

总之，食物被小肠吸收后，传送到大肠的物质以水和糟粕为主，还夹杂了一些没有被吸收的营养物质，这时就必须依赖大肠的传导功能。

◆ 大肠为传导之官

《千金要方》这样评价大肠："大肠者，为行道传泻之腑也。号监仓掾。"中医又称大肠为"传导之官，变化出焉"。什么意思呢？大肠对人体来说就像负责转运物品的官员。大肠传导就是要在大肠中进行最后的过滤，把营养物质彻底地吸收和利用，再把糟粕传送到肛门，而后排出体外。在这个过程中，大肠就像个车辆调度员一样，管理着车辆的运输。因而，大肠就有"传导之官"之称。其

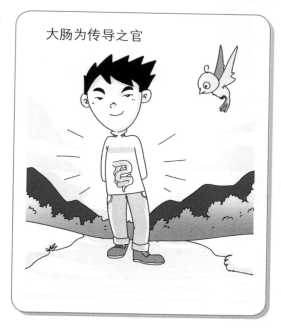

大肠为传导之官

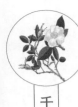

实，大肠更像物流站，把货物运送到需要的地方。

　　"传导之官"并非只是几节下水道。实际上，肠道一边传输一边要做3样工作：消化吸收、免疫防卫及神经调节。其中，消化吸收是肠道最基本的工作，没有消化吸收，人体就无法获得养分和能量，就像车子没有油、手机没有电，生命活动将全部停止。免疫防卫和神经调控的功能，除了协助执行消化吸收基本功能，也对人体整体健康有非常重要的意义。

◆ **吸收不好找手太阳小肠经**

　　手太阳小肠经共有19个穴位:少泽（井）、前谷（荥）、后溪（输）、腕骨（原）、阳谷（经）、养老（郄）、支正

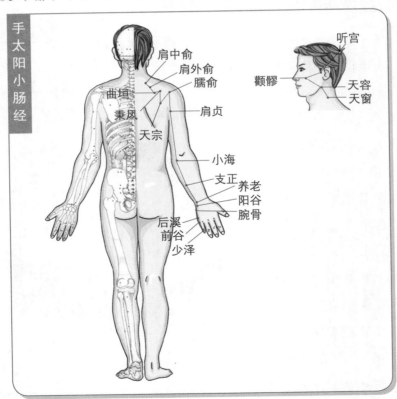

（络）、小海（合）、肩贞、臑俞、天宗、秉风、曲垣、肩外俞、肩中俞、天窗、天容、颧髎和听宫。其中，8个穴位分布在上肢背面的尺侧，11个穴位在肩部、颈部和面部，首穴为少泽，末穴为听宫。手太阳小肠经：从小指外侧末端的少泽穴开始，沿手掌尺侧（前谷、后溪），上向腕部（腕骨、阳谷），出尺骨小头部（养老），直上沿尺骨下边（支正），出于肘内侧当肱骨内上髁和尺骨鹰嘴之间（小海），向上沿上臂外后侧，出肩关节部（肩贞、臑俞），绕肩胛（天宗、秉风、曲垣），交会肩上（肩外俞、肩中俞；会附分、大杼、大椎），进入缺盆（锁骨上窝），络于心，沿食管，通过膈肌，到胃（会上脘、中脘），属于小肠。

　　小肠是怎么工作的呢？小肠受盛胃腑腐热下传的水谷，经进一步消化和沁别清浊，其精华部分由脾转输，营养于全身，糟粕下走大肠，水液归于膀胱，因此小肠可产生水液。所以，《灵枢·经脉篇》手太阳小肠经说小肠经是"主液所生病者"。也就是说，如果小肠经出现异常，一般就会出现一些与"液"有关的病症。具体都有什么呢？这里，首先就要弄懂"液"的含义。液，从概念上讲，就是跟"水"有关之液体，从包括的项目来看，有乳汁、月经、白带、精液等，甚至还包括胃液等。为什么有时候人的口舌生疮、舌尖红痛，我们要喝点冰糖水呢？因为此时心火下移至小肠，而喝冰糖水，就可以借用小便之机来将热导引到体外。这样看来，小肠经也是不可忽视的一条养护健康的经脉。那么就日常生活而言，小肠经到底能解决什么问题呢？总结起来，与我们生活密切相关的主要有急性腰痛的问题、生孩子过后乳汁很少的问题、肩膀痛的问题、落枕的问题。下面就具体谈谈这几个相关问题的解决方案。

1. 后溪穴与急性腰疼

首先要找准穴位，后溪穴在哪里呢？后溪穴归属于手太阳小肠经，在手的外侧方，是在靠近手掌和手背临界的地方。具体来说，手在放松的情况下握拳，第五指掌关节后尺侧，横纹头赤白肉际即是。从大药的角度来看，此穴为扭伤等急性腰疼的特效穴。

2. 少泽穴与产后缺乳

少泽穴在手小指末节尺侧，小指尺侧指甲角旁0.1寸。临床主要用于治疗乳腺炎、乳汁分泌不足，配肩井、膻中主治产后缺乳；配人中主治热病、昏迷、休克。

3. 天宗穴与肩膀痛

天宗穴位于肩胛骨冈下窝中央凹陷处，约肩胛冈下缘与肩胛下角之间的上1/3折点处取穴。现代临床将天宗穴主要用于治疗肩胛部疼痛、肩关节周围炎、慢性支气管炎等。配此经上的秉风穴可以主治肩胛疼痛。尤其要提醒那些长期使用电脑的白领一族尽量多多按摩此穴位。

4. 落枕穴与落枕

顾名思义，落枕穴就是疗治睡觉时落枕的穴位，其位置在手背侧，当第2、第3掌骨之间，掌指关节后约0.5寸处。主治落枕，兼治手臂痛、胃痛等。轻的按压落枕穴就好了，如果较重则需要配少泽穴、肝穴等进行治疗。

对于以上穴位的使用，时间上最好选择在13:00—15:00，因为此时手太阳小肠经经气较为旺盛，也就是在外力作用下更容易打开经络之门，让气血的运化畅通。

◆ 敲大肠经，肠道净，人无病

《黄帝内经》说"阳明经多气多血"，而气血是维持人生命活动的基础，所以本经的重要性自是不必多说了。再者，从该大肠经上的穴位分布来看，除了上肢的15个，其余5个分布在颈部和面部。就这些穴位与人体健康的关系来看，或许我们也需要对大肠经有新的认识，不要因为大肠主要是用来排泄食物糟粕（粪便）的，所以就单纯地认为大肠经也主要跟这些粗糙的排泄有关系。比如，大肠经还可以解决牙痛的问题？此话怎讲？从其在体内的循行来看，大肠经从食指上行，沿着胳膊的外前侧一直走到肩，过大椎穴（督脉穴，在第七颈椎棘突下），再向下进入缺盆穴，就是锁骨上的凹陷处。里支下行联络肺和大肠；浮支上行，

过颈、面颊，进入下齿，然后绕唇，在人中穴左右两支交叉上行，分布在鼻孔两侧。但这里要提醒你的一点是，同样是牙痛也要区别对待，上牙痛属胃经，需要针刺胃经的内庭穴；下牙痛属大肠经，需要针刺大肠经的合谷穴。此外，大肠经还可以解决的问题有闻不到香味、上肢疲劳酸痛、疼痛和感冒，甚至心情不好等。可以说身体是否有邪气进入，都在它的掌控之中。怎么做

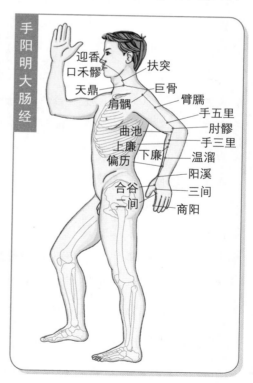

手阳明大肠经

迎香
口禾髎
天鼎
肩髃
扶突
巨骨
臂臑
手五里
肘髎
手三里
曲池
上廉
下廉
偏历
温溜
阳溪
合谷
三间
二间
商阳

呢？下面就结合一些常见的穴位对其做一些保健和疾患治疗上的介绍。

1. 合谷穴与"面子问题"

合谷穴就是我们平常所说的"虎口"，为什么称为合谷穴呢？这里采用了一个形象的说法，就是将大拇指和食指看成了两座山，虎口看上去就像两山之间的山谷，这就是合谷穴的来历。从位置上来看，一手的拇指第一个关节横纹正对另一手的虎口边，拇指屈曲按下，指尖所指处就是合谷穴。再介绍一种简易找法：将拇指和食指张成45°角时，位于骨头延长角的交点即是此穴。

从大肠经的走向来看，其一分支就从锁骨上窝走向颈部，通过面颊，进入下齿槽，回过来至口唇两边，在人中处左右交叉，上夹鼻孔的迎香穴。由于大肠经从手走头，凡是颜面上的病，如头痛、牙痛、发热、口干、流鼻血、咽喉痛、脖子痛以及其他五官疾病等都有疗效。

鼻孔闻不闻得到香味，跟迎香穴有关，这容易理解。那么，一个人的面子问题为什么能在合谷穴得到把握呢？合谷穴之所以能帮你挽回"面子"，一个重要的原因就是合谷穴是人体元气经过和储留的地方，按揉此穴可以帮助头面部的疾病得到恢复。治疗时秋冬时候常见的面瘫，更是必取此穴。如何使用此穴呢？这时需要注意的一点，很多人在揉压的时候，往往是怎么顺手怎么来，结果往往是拇指对合谷穴采取的是"垂直打击"，这是不妥的。应该是朝小指方向用力，这样才能更好地发挥此穴的疗效。此外，合谷穴还可以治疗感冒和止痛，但需要注意的是，体质较差的患者，不宜给予较强的刺激，孕妇一般都不要按摩合谷穴。

2. 曲池穴与"我不烦"

现代人有很多压力，经常会感到郁闷不快乐。如何把快乐找回来呢？当然，一方面就是不要老盯着那些房子、车子、还没有还上的银行贷款，另一方面则可以从保健的角度对我们的心情做些处理。特别要更正一点的是，这里提到的曲池穴并非就是很多影视作品中所说的"笑穴"。其位置在屈肘成直角，在肘横纹外侧端与肱骨外上髁连线中点。完全屈肘时，当肘横纹外侧端处。

曲池穴之所以能解决心情烦躁的问题，是因为其对于调节阳明经经气和脏腑功能有着重要的意义。曲池穴经常用来泻热，拨动曲池穴能帮助我们挤掉一些燥热，心情自然也就会好很多。

3. 迎香穴与"吃饭不香"

有人在谈到幸福的时候，说幸福就是"吃得香，睡得着，迈得开"。可见，吃得香不仅是一个温饱的问题，还是一个有关幸福指数的生活品质问题，怎么才能吃得香呢？很大程度上，我们都认为这和食物本身的味道有关系。实际上，这还与我们身体的状况有关，一个重要的关隘就是迎香穴了。如果迎香穴不"迎香"，什么美食到它那里，它都不予理睐，那么要吃得香就是一句空话了。

当然，鼻子也难免跟你要点小脾气，鼻炎、鼻塞就是如此。出现这样的情况该怎么办呢？给其施压？当然，施压也要找对地方，迎香穴是治疗鼻塞的特效药，迎，迎受也；香，脾胃五谷之气。该穴名意指本穴接受胃经供给的气血。为什么迎香穴能"迎香"呢？因为大肠经与胃经同为阳明经，与气血物质所处的天部层次相近，迎香与胃经相邻，所处又为低位，清气上升，浊气下沉，因而胃经浊气下传到此穴，并因此得名。迎香穴位于人体的面部，在鼻翼旁开约1厘米皱纹中（在鼻翼外缘中点旁，当鼻唇沟中）。感冒的时候，按摩此穴2分钟通常可以缓解症状。远亲

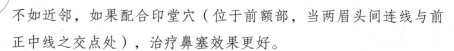

不如近邻，如果配合印堂穴（位于前额部，当两眉头间连线与前正中线之交点处），治疗鼻塞效果更好。

另外，如果大肠功能紊乱，则应泻大肠经。例如，可以推拿食指外侧缘，即自指尖至虎口成一直线的地方。从食指尖直线推动向虎口为补，称补大肠；自虎口直线推动向食指尖的外侧为泻，称泻大肠。两者统称推大肠，可治疗脱肛、腹泻、痢疾、便秘等病。

与其他经脉一样，大肠经也有自己当班的时候，所以要找大肠经办事，最好就是在它当班的时候。其对应的是卯时，所以在早上5:00—7:00按摩大肠经最好。

◆ 卯时大肠经当令，应大便

卯，如果放大了就能很明显地感觉到它是一个象形字。像两扇打开的门一样，这也正应了卯时的时辰。卯时指早晨的5:00—7:00，这个时候天亮了。天亮了又有天门开一说，上开天门，下则开地户。地户，即肛门，也就是要排便。所以，从这个角度我们也可以看出卯时是大肠当令。

大肠经属十二经脉之一。它的循行路线是：在体内，属大肠、络肺。在体表，由食指端经过上肢伸侧前面、肩部、颈部、颊部，止于对侧鼻孔旁。本经有病时，主要有痢疾、肠鸣、泄泻、恶寒战栗、口干、目黄、鼻衄、鼻塞、咽喉炎、牙痛、颈部肿大等病症。卯时气血流注于大肠经，中

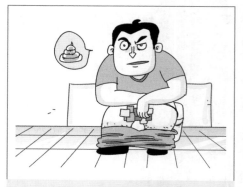

大肠经当令，卯时应大便。

医认为"肺与大肠相表里"，卯时应有正常的大便。提到大便，人们并不陌生，因为在例行体检的时候，医生们大都要求我们别吃早餐，因为要查大便。这是为什么呢？在中医里，问大便就是在了解心肺功能。如果肺气足，大便就比较通畅；如果肺气不足，大小便都会出现问题。比如，在日常生活中，有些人经常跑厕所。这在中医里叫小便数而欠。数是次数多的意思，欠是量少的意思。因此，尿频和便秘都和肺气相关，这就叫肺与大肠相表里。比如，如果大便粗而成形则表明一个人的心血旺；如果大便细，则说明其心肺功能不好。这一点从不同的人在人生两个阶段的情况就可以看出来，小孩心血旺盛，大便就粗长，而老人的则细小。

　　中医有句话叫肺与大肠相表里，前面已经提到过，肺开窍于鼻、外合皮毛，能主一身之气，它和大肠有什么特殊关系吗？所谓的表里就是一阴一阳的组合，肺就是阴，主内；大肠就是阳，主外。内因是事物变化的根本原因，也就是说，排便不畅更多的

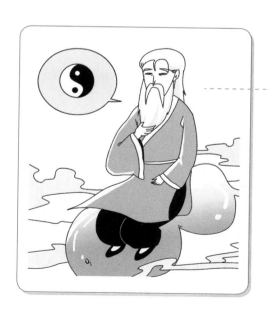

肺与大肠相表里，所谓的表里就是一阴一阳的组合。肺就是阴，主内；大肠就是阳，主外。

是由肺气不足造成的。在日常生活中，即使没有便秘，在用力排便的时候，人们所用的力并非攥拳，而是咬牙。为什么攥拳不管用呢？这是因为只有通过肺气来推动才能实现排便。这就要求人要憋住一口气，咬牙在一定程度上讲就是封住漏气之门。

尤其要提醒患者家属的是，心脏病患者如果出现便秘，危险的不是便秘，而是要切记预防子盗母气造成的心梗发作。这是因为下边一用力气，就会造成上面空虚。《左传》中就记录过这样的一个故事：有一个国王得了膏肓之症，膏肓在中医里指心肺的膏肓病。在他上厕所的时候，中气下陷，气往下走，上面的心肺之气一堵，于是马上发病死掉了。现实中也不乏死于厕所之人，多源于此。

◆ 未时小肠经当令，吃好午餐

未时指13:00—15:00时，这个时候是小肠经当令。小肠经为十二经脉之一，它的循行路线是：在体内，属小肠、络心，并与胃、眼和内耳相连；在体表，由小指端，经过上肢伸侧后面、肩胛部、侧颈部、颜面、眼部、止于耳部。本经有病时，主要有目黄、耳聋、颊肿、下颌部肿胀而使颈部不能回旋、咽喉病等症状。

小肠为六腑之一，《黄帝内经》认为小肠经是"受盛之官，化物出焉"。意思是说小肠经主吸收，如果小肠经不通，人体就会出现虚胖、肩周炎、腹泻、手脚寒凉、头顶痛、小腹绕脐而痛等症。此外，小肠还有分清别浊的功能。具体来说，就是小肠先将经胃初步消化的食物做进一步消化，然后把食物中的精华予以吸收，通过脾的运化滋养全身。其中的水液则通过其他脏腑的作用而渗入膀胱，将消化后的残渣传送到大肠。可见，食物的精华和糟粕，主要通过小肠的消化作用来加以分别。

另外，小肠经和心经互为表里。其中，脏属里为阴，腑属外为阳。心经有热可以移到小肠，出现小便短赤等症候。所以，这些看似是消化的问题，治疗的时候往往还需要同时在"心"上下功夫。可见，有时可以通过这种脏和腑互为表里的关系来保卫健康。比如，心移热于小肠，小便尿血，处方中会多加清心去火的药物。

从养生的角度来讲，药补不如食补，而午餐是小肠当令的前奏。因此，午餐最好安排在13:00前吃完，以有利于营养吸收。不仅如此，午餐在一日三餐中承上启下，最好要营养丰富一些。上班族大多是家庭的顶梁柱，他们的工作一般很忙。家里人往往会在下班后为其准备丰盛的晚餐，无意中将晚餐变成了正餐。其实，这是不符合养生原则的。午餐与其说要吃好，不如说要吃得精一些。尤其要强调的是，外卖不能天天吃，不仅营养不均衡，而且大多能吃到你倒胃口。建议与其花钱买快餐不如自己带饭，尽可能带上些水果、酸奶，作为午饭后的补充。当然，要防止食物变质。

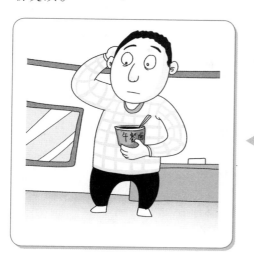

未时（13:00—15:00）是小肠经当令，工作了一上午的上班族应吃好午餐，避免吃快餐、垃圾食品。

第七章

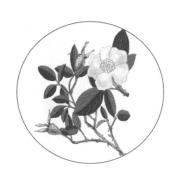

膀胱与三焦: 及时疏通，百病不生

　　膀胱为人体水液汇聚之所，故被称为"津液之腑"。膀胱依赖开合作用，维持其贮尿和排尿的协调平衡。三焦是上焦、中焦、下焦的合称，为六腑之一，属脏腑中最大的腑，主升降诸气和通行水液。膀胱与三焦，作为身体的重要组成部分，是人体的"水利枢纽"。如果它们运行不正常，我们的身体就会遭殃。因此，我们一定要精心呵护它们，保证其畅通无阻。

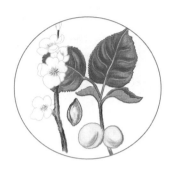

第一节　药王善治膀胱、三焦病

　　膀胱有病，就会让人小便不利、遗尿、尿浊、尿血，膀胱气绝则遗尿、目反直视。上焦有病就会让人心烦胸闷、心悸咳喘，中焦有病就会让人脾胃胀痛、不思饮食，下焦有病就会让人水肿、遗尿、大小便异常。上焦气绝则喜噫，中焦气绝则不能饮食，下焦气绝则二便失禁。中医善治膀胱、三焦疾病，下面让我们看看《千金要方》在疗治膀胱、三焦疾病方面的养生智慧吧！

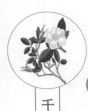

◆ 膀胱虚冷

　　膀胱虚冷即膀胱虚寒。《千金要方·膀胱腑》认为，左手尺中神门以后脉象阳虚的，即足太阳经虚。患者有脚肿筋急、腹中疼痛牵引腰背不可屈伸、转筋、怕风、偏枯、腰痛、外踝后部疼痛，或有肌肉跳动、脚中筋急、耳聋、听不清、怕风的症状即为膀胱虚冷。

　　膀胱虚冷多见于小便不禁、遗尿、前列腺肥大致尿潴留等症，多由先天禀赋不足、素体肾亏、劳倦过度、房事不节、久病及肾或年老体衰等，导致肾阳虚衰、膀胱虚寒，不能约束水液所致。其病位在肾与膀胱，本证多见于老年人及幼儿。治以峻补下元，培补为主。中医对膀胱虚冷进行辨证论治，采取了以下中药方剂。

方一 **羊肾汤**

　　【组成】羊肾1具，人参、玄参、桂心、芎䓖、甘草各9克，茯苓12克，地骨皮、生姜各15克，白术18克，黄芪9克。

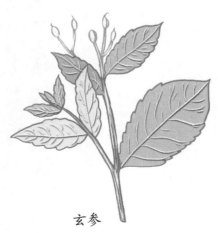

玄参

　　【用法】将以上诸药分别切碎，先取羊肾用2200毫升水煮，水减少600毫升时，去掉羊肾放入其余的药，煮取药汁600毫升，去药渣。分3次服用。

主治

　　此方为培补下元方，主治膀胱虚冷，症见咳唾带血、喉鸣喘息。

方二 **磁石汤**

　　【组成】磁石18克，黄

芪、茯苓各9克，杜仲、五味子各12克，白术、白石英各15克。

【用法】将以上药分别切碎，用1800毫升水煎煮，取汁600毫升，分3次服用。

主治

此方为培补下元方，主治膀胱虚冷、腹中饥饿但不思饮食、面黑如炭、腰胁疼痛等。

方 三 龙骨丸

【组成】龙骨、柏子仁、甘草、防风、干地黄各1.5克，

桂心、禹余粮、黄芪、茯苓、白石英各2.1克，人参、附子、羌活、五味子各1.8克，玄参、芎蒡、山茱萸各1.2克，磁石、杜仲、干姜各2.4克。

【用法】将以上诸药分别切碎，并研成细末，用蜂蜜调和，制成梧桐子大小的蜜丸，空腹时用酒送服30丸，每日2次，随后可逐渐加至40丸。

主治

此方为温补下元方，主治膀胱及肾冷，症见坐起欲倒、目光昏愦、气不足、骨痿等。

◆ 膀胱实热

膀胱实热指膀胱经实热症候。《千金要方》认为，足太阴经实，患者有逆满之苦、腰中疼痛、不能俯仰劳动，或患者有转胞脐下急痛、不能小便、头眩痛、烦满、脊背僵直之苦，即为膀胱实热。

现代中医学认为，膀胱实热证也可称为膀胱湿热证，由湿热之邪蕴结膀胱所致的病症。凡感受饮食不节、湿热之邪、脾胃内伤、湿热内生、下注膀胱等均可引起本证。其症状主要表现为尿

道涩痛、尿频尿急、尿液短赤、淋漓不尽、少腹胀闷，或伴有发热腰痛，或见血尿、尿中有砂石，或尿浊如膏、舌红、苔黄腻、脉数。

本证以小便异常为特征。湿热蕴结膀胱，气化不利，则尿道涩痛、尿频尿急、淋漓不尽、少腹胀闷；热盛则尿液短赤，温盛则尿浊如膏，湿热灼伤脉络则见血尿，湿热久蕴煎熬则成砂石；湿热郁蒸则发热，累及肾脏则见腰痛、舌红、苔黄腻、脉数均为湿热内蕴之象。

本证的小便异常应与膀胱失约证辨别，膀胱失约证可见小便频数、淋漓不禁等，通常无尿急、尿痛之表现。本证除小便异常外，还有湿热内蕴之见症。

孙思邈对膀胱实热进行辨证论治，采取了以下中药方剂。

方一 石膏汤

【组成】石膏24克，栀子仁、茯苓、知母各9克，蜂蜜100毫升，生地黄18克，淡竹叶10克。

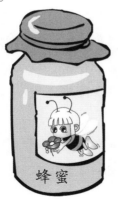

蜂蜜

【用法】除蜂蜜外，将以上药分别切碎，加1400毫升水煎煮，去渣，取汁400毫升，加入蜂蜜煮至2沸，分3次服用。如需下痢，可加芒硝9克。

主治

此方为清热泻火方，主治膀胱实热。

方二 升麻汤

【组成】升麻、大青各9克，蔷薇根、射干、生玄参、黄檗各12克，蜂蜜140毫升。

【用法】将以上药分别切碎，用1400毫升水煎煮，去渣，取汁200毫升，加入蜂蜜煮2沸，细细含服。

此方为清热泻火方，主治膀胱热不已、舌干咽肿等症。

◆ 上焦虚实

《千金要方》曰："夫上焦如雾，其气起于胃上脘并咽以上，贯膈布胸中，走腋，循足太阴之分而行，还注于手阳明，上至舌，下注足阳明。"意思是说上焦就像雾，上焦的气从胃上管开始，进入咽中，穿过膈并散布胸中，离开腋部，沿着足太阴的支脉运行，返注手阳明经，再行到舌，下行注入足阳明经。"雾"，即水谷精微物质的一种弥漫蒸腾状态。上焦如雾指上焦有宣发卫气，以雾露弥漫的状态营养于毛发、肌肤及全身各脏腑组织的作用。故上焦的功能，实际体现为心肺的气化输布作用，关系到营卫气血津液等营养物质的输布。故上焦功能的变异，也主要反映为心肺功能之异常，防治则以调理心肺为主。

上焦有热，则会肘挛痛，饮食后则先吐后泻，因上焦之气不相续接，膈间烦闷，所以饮食后就会先吐后泻。三焦有寒就会精神不守、邪下便痢、说不出话。如果三焦实，就会上绝于心；如果虚，就会引气至肺。

孙思邈针对上焦的不同病症进行辨证论治，采用了以下中药方剂。

方一 泽泻汤

【组成】泽泻、柴胡、半夏、生姜各9克，地骨皮15克，石膏24克，竹叶5克，莬心10克，茯苓、人参各6克，甘草、桂心各3克。

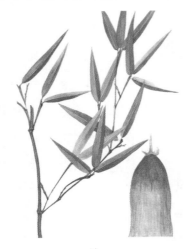

竹

【用法】将以上诸药分别切碎，加4000毫升水煎煮，取汁1200毫升，分5次服用。

主治

此方为通络泄热方，主治由上焦饮食下胃、胃气未定导致的背上脸上出汗、体内发热等症。

方二 黄芪理中汤

【组成】黄芪、桂心各6克，杏仁、丹参各12克，桔梗、五味子、干姜、茯苓、甘草、芎䓖各9克。

【用法】将以上诸药分别切碎，用1800毫升水煎煮，去渣，取汁600毫升，分3次服用。

主治

主治上焦虚寒、短气不续、说不出声等。

方三 黄连丸

【组成】黄连、乌梅肉各24克，桂心6克，干姜、阿胶、附子各12克，樗皮、芎䓖、黄檗各9克。

【用法】将以上诸药分别切碎并研成细末，用蜂蜜调和，然后制成梧桐子大小的蜜丸，每次用水送服20丸，以后可逐渐增至30丸，直到病好为止。

主治

此方治疗上焦冷，症见下痢、腹中不安、饮食易注下等。

方四 厚朴汤

【组成】厚朴、茯苓、芎
劳、白术、玄参、吴茱萸各12
克，生姜24克，桔梗、附子、
人参、橘皮各9克。

【用法】将以上药分别
切碎，用4000毫升水煎煮，
去渣，取汁1000毫升，分5次
服用。

主治

此方主治上焦闭塞，
症见干呕却呕不出来、热少
冷多、爱吐白沫清口水、吞
酸等。

◆ **中焦虚实**

《千金要方》曰："中焦如沤，其气起于胃中脘，在上焦之
后。""沤"，这里指饮食物经腐熟和发酵状态的形象。中焦
如沤指中焦脾胃对水谷精微的运化。中焦的功能主要指脾胃的
生理功能，如水谷的受纳、消化及营养物质的吸收、体液的蒸
化、化生精微为血液等。实际上中焦为气机升降之枢纽，气血
生化之源。所以，用"沤"字来形容脾胃腐熟水谷的功能。中
焦功能的变异，主要反映为脾胃功能的异常，治则以调理脾胃
为主。

《千金要方》认为，中焦实就会生热，生热就会闭塞不通、
上下隔绝。中焦虚则会生寒，生寒就会导致腹痛、便痢、泄泻、
霍乱。中焦主脾胃之病。因此，中焦虚治宜补胃，中焦实治宜泻
脾，调理中焦，调和病源，才会万无一失。孙思邈对中焦病进行
辨证论治，采用了以下一些中药方剂。

方一 黄连煎

【组成】黄连、酸石榴皮、地榆、阿胶各12克，黄檗、当归、厚朴、干姜各9克。

【用法】将上药分别切碎，除阿胶外，加1800毫升水煎煮，去渣，取汁600毫升，放入阿胶烊化，分3次服用。

主治

此方主治中焦寒、洞泄下痢，或因为患霍乱之后，腹中虚痛、泻黄白物不止。

方二 大黄泻热汤

【组成】蜀大黄、黄芩、泽泻、升麻、芒硝各9克，羚羊角、栀子各12克，生玄参24克，地黄汁200毫升。

【用法】将上药分别切碎，先取蜀大黄用200毫升水浸泡，除了大黄、芒硝、地黄汁，用1400毫升水煎煮，取汁460毫升，放入大黄再煮2沸，去渣加芒硝，分3次服用。

主治

本方可开关格、通隔绝，主治中焦实热闭塞，症见上下不通、腹部膨胀、隔绝关格、不吐不下、喘急等。

方三 蓝青丸

【组成】蓝青汁600毫升，黄连24克，黄檗12克，乌梅肉、白术、地榆、地肤子各6克，阿胶15克。

【用法】除蓝青汁外，将其他药切碎并研末，用蓝青汁调和，放在微火上煎煮，制成

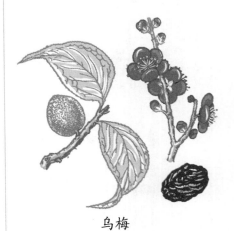

乌梅

杏仁大小的药丸，每次用水送服3丸，一日2次。

此方主治中焦热、水谷痢。

◆ **下焦虚实**

《千金要方》曰："下焦如渎，其气起于胃下脘，别回肠，注于膀胱而渗入焉，故水谷者常并居于胃中，成糟粕而俱下于大肠。""渎"，即水沟，为排水渠道之意。下焦如渎意思是下焦功用在于决渎流通，如排水一样。下焦之气起始于胃下部，转至肠中，注入膀胱并渗透进去。因此，水谷常停留在胃中，成了糟粕才一起下入大肠中。下焦的主要生理功能为传导糟粕，排泄二便，这个过程实际上包括了肾、小肠、大肠、膀胱的功能。故下焦功能的变异，主要反映为肾与膀胱功能的异常，治则以调理肾与膀胱为主。

《千金要方》认为：如果下焦实，就会大小便不通畅、气逆不续、呕吐不禁；如果下焦虚，就会大小便不止、津液气绝。下焦热就要泻肝，下焦寒则要补肾。孙思邈针对下焦虚实的不同症状进行辨证论治，采用了以下中药方剂。

（方一） **止呕人参汤**

【组成】人参、玉竹、黄芩、知母、茯苓各9克，白术、橘皮、生芦根、栀子仁各12克，石膏24克。

【用法】将以上药分别切碎，加1800毫升水煎煮，去渣，取汁600毫升，分3次服用。

此方为清热解毒方，主治下焦热，症见气逆不续、呕吐不禁。

方二 香豉汤

【组成】香豉16克，薤白12克，栀子、黄芩、地榆各12克，黄连、黄檗、白术、茜根各9克。

【用法】将以上药分别切碎，加1800毫升水煎煮，去渣，取汁600毫升，分3次服用。

主治

此方为泄热方，主治下焦热毒痢、便赤血、脐下小腹绞痛难忍、想便痢又不出等症。

方三 续断止血方

【组成】续断、当归、桂心、蒲黄、阿胶各3克，干姜、干地黄各12克，甘草6克。

【用法】将以上药分别切碎，除阿胶、蒲黄外，用1800毫升水煎煮，去渣，取汁700毫升，加入阿胶并烊化，再放

入蒲黄，分3次服用。

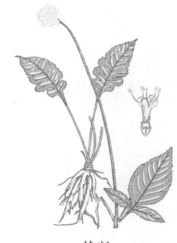

续断

主治

此方主治下焦虚寒损，症见大便后转而见血，有的下痢有的不下痢，易因劳累寒冷而发。

方四 人参续气汤

【组成】人参、橘皮、茯苓、乌梅、麦门冬、黄芪、干姜、芎䓖各9克，白术、厚朴各12克，桂心6克，吴茱萸4.5克。

【用法】将以上诸药分别切碎，加2400毫升水煎煮，

去渣，取汁600毫升。分3次服用。

此方主治下焦虚寒、津液排泄不止、短气欲绝等。

方五 茯苓丸

【组成】茯苓、干地黄、当归各6克，甘草、人参、干姜、厚朴各5.25克，杏仁50枚，桂心3克，黄芪4.5克，芎

劳3.75克。

【用法】将以上药分别切碎并研成细末，用蜂蜜调和，制成梧桐子大小的蜜丸，初次可用水送服20丸，以后可加至30丸，一日2次。

主治

此方主治下焦虚寒损，症见腹中有瘀血、健忘、不想闻人声、胸中噎塞气短等。

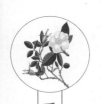

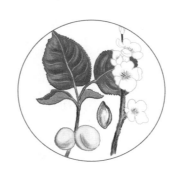

第二节　膀胱、三焦的常规保健

　　人体水液在代谢过程中，通过胃、小肠、脾、肺、三焦诸脏腑的作用，将津液运送至全身，濡养机体。其浊液下输于肾，通过肾脏的气化将部分浊液变成尿液，渗入膀胱并潴留。当尿液达到一定容量时，再通过膀胱气化由尿道排出体外。故膀胱具有贮存和排出尿液的功能。三焦可使各个脏腑之间相互合作、步调一致，同心同德地为人体服务。膀胱和三焦都主管人体的水道，它们是如何分工合作的呢？

◆ 膀胱者，津液之腑也

肾与膀胱相表里，二者通过经脉相互络属，在生理功能上相互配合。《千金要方》中说："肾合气于膀胱。膀胱者，津液之腑也，号水曹掾。"水曹掾就是管理水务的小官，这是《千金要方》对膀胱的评价。膀胱在人体内是汇聚水液的器官，津液也贮藏其中，经过阳气的运化，津液就会外出濡养全身。熟悉中医的人都知道《千金要方》对三焦做的评价是"三焦名中清之腑，别号玉海，水道出属膀胱合者，虽合而不同。"意思是说，三焦名为中清之腑，别号为玉海。水道行水的经络所出，属于膀胱并与之相合，虽然相合但并不相同。三焦对于人体来说是负责水利的官员，主管调通全身的水道。膀胱和三焦都是管水利的，俗话说"一山不能容二虎"，膀胱和三焦不会打架？这个担心其实是多余的，三焦主水道，相当于主管江河的官员；膀胱为水府，是储

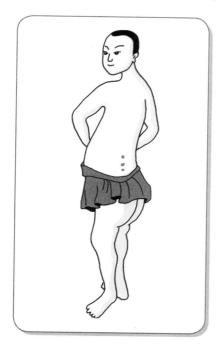

肾合气于膀胱。膀胱者，津液之腑也，号水曹掾。三焦名中清之腑，别号玉海，水道出属膀胱合者，虽合而不同。

藏水液的地方，是主管湖泊的官员。两者虽然都是管水的，但是职责不一样，分工很明确，所以不用它们相互担心推卸责任。

另外膀胱和三焦不一样，三焦既然管人体的水道，就要负责水道是否通畅。膀胱呢？"膀胱者，州都之官，津液藏焉，气化则能出矣"。膀胱负责蓄藏津液，通过气化作用将津液排出体外。膀胱通过什么把人体的水液全部藏住呢？中医认为膀胱为"太阳"，它主寒，固摄力比较强，所以能把水液全部封藏，藏住以后，再通过太阳气化的作用，把水液输布出去，即"气化则能出矣"。而"气化则能出矣"的"出"，通常指两方面：一为"生出"，二为"下出"。比如，能够从毛窍生出的是汗，口中分泌的是涎，肺所分泌的涕……而能够从下而出的就是尿。尿存于尿脬内，是人体多余的、承载人体垃圾的液体。如果人遗尿、撒不出尿来都与膀胱的气化障碍有关。肾主水液，开窍于二阴，属阴；膀胱主排小便，藏津液，属阳。膀胱贮尿和排尿功能依赖肾的气……肾气不足，则膀胱气化失常，开合失度，出现小便不利、癃闭或遗尿、尿频等症状。

◆ 三焦、元气和水液的通道

小张最近得了一种怪病，脸色很差，天天头昏脑涨、耳鸣、肚子发胀、吃不下饭、小便也不通畅。看了西医，什么都没查出来。最后没有办法了，他找到中医学院的一位专家给自己看看。原来，这是由三焦不通畅所致，吃了几付中药，一下子就好了。小张很奇怪，三焦是什么啊，怎么会有这么大的影响力呢？

三焦是中医藏象学说中的一个特有名词，它是上焦、中焦、下焦的合称，为六腑之一，其经脉与心包经相表里。关于其形态和实质，历代医家说法不一，至今尚未完全定论，但对其生理功能的认识还是一致的。三焦的生理功能可以从以下3个方面来理解。

1. 通行元气，总司全身的气机和气化

元气是生命之根，是生命活动的原动力。元气根源于下焦，发源于肾，由先天之精所化生。但元气运行，只有借助于三焦之道路，才能布散、通达全身，从而激发、推动各个脏腑组织器官的功能活动，因而三焦起到了主持脏腑之气、经络之气、呼吸之气、营卫之气等的作用。

三焦通行元气之说，首次见于《难经》。如三十一难说："三焦者，水谷之道路，气之所终始也。"三十八难说："所以腑有六者，谓三焦也，有原气之别使，主持诸气。"六十六难说："三焦者，原气之别使也，主通行三气，经历五脏六腑。"这里明确地说明，三焦是人体元气升降出入的道路，人体元气是通过三焦而到达五脏六腑和全身各处的。

"气机"，即人体内气的运动，表现为气的升降出入。三焦是人体之气升降出入的通道。"气化"，指各种物质的复杂变化，尤其是饮食水谷的受纳、消化，以及营养物质的吸收、布散和代谢后糟粕的传导和排泄等。人体的气化过程是在多个脏腑参与下共同完成的，而三焦在气化过程中发挥着极其重要的作用。三焦是运化水谷、排泄糟粕的通道，为全身精气运行的始终。

2. 三焦为水液运行之通道

三焦具有疏通水道、运行水液的作用，是人体水液运行的主要通道，也是参与水液代谢调节的脏腑之一。正如《千金要方》所说，三焦"和利精气，决通水道"。这说明三焦的主要功能是完成人体津液的气化过程，保证水道畅通。如果三焦有病，气机阻塞，就会气停水停，人体可见水肿、腹水等症状。对此，常采用通利三焦的方法进行医治。

人体水液代谢是一个比较复杂的生理过程，是多个脏腑的一系列生理功能的综合作用。如中医所说："饮入于胃，游溢精气，上输于脾，脾气散精，上归于肺，通调水道，下输膀胱，水精四布，五经并行。"水液代谢虽由胃、脾、肺、肾、肠、膀胱等脏腑共同协作完成，但人体水液的升降出入、周身环流，则必须以三焦为通道才能实现。因此，三焦水道是否通利，不仅影响水液运行的速度，而且也必然影响有关脏腑对水液的输布与排泄功能。换言之，三焦运行水液，是对脾、肺、肾等脏腑主管水液代谢作用的综合概括。

3. 运行水谷

中医学认为，三焦具有对水谷精微变化为营气，以及传化糟粕的作用。水谷在人体运行道路及气之所终始，包括食物的消化、精微物质的吸收、糟粕的排泄全部过程，用"三焦者，水谷之道路"来概括。根据上焦、中焦、下焦所处部位不同，其对水谷运行过程中所起的作用也就不同：上焦的作用是宣化蒸腾，像雾霾一样弥漫并灌溉全身；中焦的作用是腐熟运化水谷，进而化生气血；下焦的作用是传导糟粕，排泄二便，像沟渠排水一样。

如果三焦水道不通畅，则其他脏腑如脾、肺、肾调节水液的功能将难以实现，进而会引起水液代谢的失常、水液输布与排泄障碍，产生水肿、痰饮等病变。正如《类经·藏象类》所说："上焦不治，则水泛高原；中焦不治，则水留中脘；下焦不治，则水乱二便。"

◆ 小心憋尿憋出健康危机

生活中不乏这样的人，他们经常感到尿频、尿急，有时小便时还感到尿道灼热疼痛，去医院检查，发现患了急性膀胱炎。患者会觉得奇怪，自己平时挺讲卫生的，怎么会得膀胱炎呢？在医生的仔细询问下，找出了病根。其实道理很简单，有些人工作紧张到连上厕所的时间也没有，所以养成了少喝水和憋尿的不良习惯，结果就患上了膀胱炎。

有些病跟生活方式有关。例如，一些经常开车的人往往会感到尿频、尿道灼痛，性功能也出现了障碍。经医生检查，确诊前列腺炎。他挺郁闷，向医生咨询后发现，原来他这种病也是长期憋尿惹的祸。

憋尿，也许每个人都经历过。在日常生活中，我们经常会见到这样的情景：在一些高速公路服务区，厕所人满为患；重要的演出结束后，人们争相冲向洗手间，解除内急；有一些白领阶层，或者由于工作紧张忙碌，或者由于洗手间卫生状况不佳，所以只好少喝水，少上厕所，久而久之，养成了少喝水和憋尿的习惯；还有开出租车的司机，经常没有适合方便的时间和地点，憋尿也成了习惯。

憋尿对人体健康不利，正常成人每天一般需要排尿5~6次，大多在白天，每次尿量200~400毫升。如果排尿次数过少，尿液长期潴留在膀胱里，就容易产生疾病。

憋尿可引起尿路感染。医学上认为，正常人尿道口周围都有细菌寄居，虽然这些细菌经常可以进入膀胱，但并不都会引起尿路感染，主要是因为尿液可以冲走绝大部分细菌，同时尿路黏膜也有杀菌能力。如果长期憋尿，尿液无法将细菌冲走，大量细

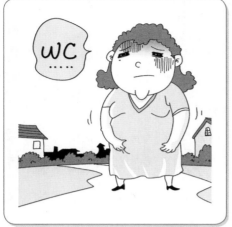

少喝水和憋尿的不良习惯，会导致尿频、尿急，甚至膀胱炎。

菌在尿路聚集，就可能引起尿路感染。有研究表明，尿流不通畅者，尿路感染的发生率较正常者高12倍。不要忽视尿路感染，尿路感染可能引起严重的并发症，如肾乳头坏死、肾周围脓肿等，甚至导致肾衰竭，引起生命危险。实际上，在临床，的确曾经出现过因尿路感染而引起肾衰竭直至死亡的病例。憋尿也可引起膀胱炎。憋尿时膀胱胀大，膀胱壁血管被压迫，膀胱黏膜缺血，抵抗力低时，细菌就会乘虚而入，造成急性膀胱炎。经常憋尿会使膀胱扩张而长期处于充盈状态。久而久之，膀胱壁弹性减退，压力感受器迟钝，膀胱收缩力下降，以致排尿后膀胱内残存尿液增多，甚至出现尿潴留。

有研究表明，男性前列腺炎的其中一个主要病因，就是泌尿系的细菌通过前列腺管逆行至前列腺，引起感染，导致前列腺炎。有些出租车司机就是因为长期憋尿，导致尿路的细菌大量聚集，细菌经过尿道蔓延至前列腺，引起前列腺炎的。

预防膀胱疾病，需要保持正确健康的生活方式。例如，多喝水，勤上厕所，患病的概率就会大大减少。因此，建议大家能够每隔2～3小时，抽出一点时间，适时排尿，以利身体健康。

◆ 申时膀胱经当令，宜治疼痛

申时指15:00—17:00时，此时间段是膀胱经当令。膀胱经是从足后跟沿着后小腿、后脊柱正中间的两旁，一直上到脑部，是一条大的经脉。并非很多人想的那样，将膀胱经和膀胱等同起来，认为膀胱经是一个尿液的储存器。其实，就膀胱而言，也并非是这样的。

中医学说膀胱经重要，不仅仅是因为它是大的经脉，更因为其功能。一个人如果走路的时候，小腿很容易疼，那么他的膀胱经有可能有问题；如果一个人，无论是大人还是小孩，只要总是感觉自己很健忘，那么他可能需要调理膀胱经了，后脑疼也是膀胱经的问题。所以，如果老跟人说"你看我，记性没有忘性好"，虽然这种自我调侃的豁达心态不错，但静下心来，有必要去关注一下自己的膀胱经是否有问题了，即阳气得不到上扬。阳气上不来，上面的气血不够，就会出现记忆力衰退的现象。此外，你是否还会常碰到有人头痛啊，如脖子痛、腰椎痛、颈椎痛、后脑勺痛、腿痛，原因在哪里？膀胱经出现了问题。

申时走太阳经，阳气非常旺。如果太阳经出现问题，就会发高热、萎靡不振、全身水肿。像前列腺炎、子宫和卵巢疾病、坐骨神经、中风瘫痪、下肢瘫痪、半身不遂这些都与膀胱经有着密切关系。怎么办呢？举例说头痛，在医治的时候，把脚的小指外侧抹上如色拉油等清油，然后刮来刮去就有助于缓解疼痛。胃痛厉害到打滚的时候，你把手心中间朝下一点点用筷子重重刺激它就会缓解疼痛。为什么呢？因为这是一个通向胃的点，经络通了就不痛了。颈椎痛，把脚的外侧刮来刮去就有助于缓解疼痛；月经来了肚子会痛得冒汗打滚，手心面点一下手腕上1寸或者半寸会好点儿；不会点穴的人遇到痛经的时候，还可以将蒲黄粉用白酒送下去就好。

利用膀胱经进行养生，自然要把膀胱经补上去。一方面要敲打膀胱经，另一方面不吃冰冻食物，要吃温性水果，如榴梿、荔枝、龙眼、杧果等。对于家中的小孩要补膀胱经，六味地黄丸的效果非常好。

◆ 亥时三焦经当令，宜房事

亥时，指21:00—23:00时，在亥时气血流注于三焦经。三焦经属十二经脉之一。它的循行路线是：在体内，属三焦，络心包络，并与耳、眼相连。在体表，起于无名指端，沿上肢伸侧正中线，经过肩部、侧颈部、侧头部、耳部，止于眼部。此经有病时，会有耳病、咽喉病、眼痛、出汗等病症。

说到"亥"字，可是一个不一般的字，为什么这么说呢？《说文解字》将其放在了最后一个位置，最后一个是不是不重要呢？不！最后一个字带有总结的意思。这跟现实生活中一样，你看那些做总结性发言的往往是单位的负责人，或者是在场最高的领导。那么，一个亥字在此时有什么意义？《说文解字》的第一个字"一"代表混沌初开，而亥字则是回到混沌状态，预示了生命的轮回，平常说的"九九归一"其实就是这个意思。所以，亥字是最后一个也可以是第一个，因为第一个"一"是在最后一个中孕育出来的。事实上，亥字从写法上看，是一个人抱着一个人睡觉，而且怀孕了，也带有孕育的意思。有了孕育，说明什么问题？试想，没有交合哪里来的孕育，也就说明此时是男女交合的最佳时机。

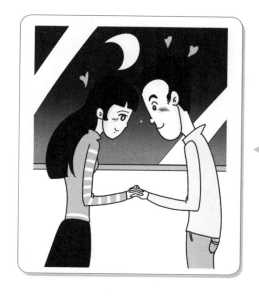

亥时（21:00—23:00）是三焦经当令，是男女交合的最佳时机。

　　总体来看，时辰养生只是针对人在日常生活中一些基本的生理和精神活动，进行的一种"定位"性安排，提出的是一种原则。所以，有些是日常性的，具有持久性，可以尽可能地坚持去做；而另一些则需要参考其他养生的一些节律来进行，比如，上面提到的亥时适合阴阳交合，这并非在主张这是每天要做的事情，而是一种生理活动在安排上提供的时辰选择而已。从上面这些与养生关系更为紧密的时辰与对应的当令来看，又可以化繁为简，大体将一天中的养生方略简单概括为三个字：练、休、松。具体来说，就是早间养生重在"练"，午间养生重在"休"，晚间养生重在"松"。尽管如此，将一天用时辰来加以划分，也绝非要整齐划一。养生要因时而异，落实到某个具体的时辰，还要因人而异。

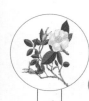
◆ 膀胱经，运行体液的"水官"

足太阳膀胱经一共有67个穴位，其中约50个都分布在头面部、项背部和腰背部，其余的分布在下肢后面的正中线上和足的外侧部。从这样的一个布局来看，我们自身在利用穴位对健康进行呵护时，相对就要困难一些。所以，这里就结合日常生活中常有的一些健康问题，对常用穴位做一个富有针对性的介绍。

1. 承山穴与小腿抽筋

小腿抽筋是一种特别难受的感觉，很多人都体验过，好像

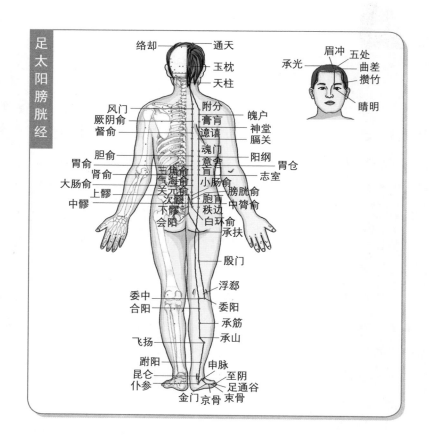

足太阳膀胱经

络却　通天
玉枕
天柱
眉冲　五处
承光　曲差
攒竹
睛明
风门　附分　魄户
厥阴俞　膏肓　神堂
督俞　譩譆　膈关
魂门　阳纲
胆俞　意舍　胃仓
胃俞　肾俞　志室
三焦俞
气海俞　肓门
大肠俞　关元俞　小肠俞　膀胱俞
上髎　次髎　胞肓　中膂俞
中髎　下髎　秩边
会阳　白环俞
承扶
殷门
浮郄
委中　委阳
合阳　承筋
承山
飞扬
跗阳　申脉
昆仑　至阴
仆参　足通谷
金门京骨　束骨

腿的上下两端在拔河一样，不仅痛，甚至还有人担心在抽筋的时候别把筋给扯断了。从医学的角度来看，后者的担心实属多余，但这并非说抽筋的问题可以置之不理。民间有一种治疗抽筋的办法就是，在腿抽筋的时候站起来，来回走走，很多时候能迅速减轻疼痛。下面将承山穴介绍给你，以在预防中将抽筋之痛置之体外。

承山穴位于小腿后面正中，委中穴与昆仑穴之间，当伸直小腿和足跟上提时，腓肠肌肌腹下出现凹陷处即是。除了对便秘有一定的作用，承山穴还有助于治疗痔疮和缓解肌肉疲劳以及腰痛等。所以，以后在爬山时，如果出现腿抽筋的症状，你就可以小试牛刀了。

2. 次髎穴与痛经

痛经由经期盆腔组织充血，女性官颈管狭窄，经血外流不畅所致。次髎穴是疗治痛经的特效穴。次，与上髎穴相对为次也。髎，孔隙也。该穴名意指膀胱经的地部经水由此从体表流入体内。本穴物质为膀胱经上部经脉下行的地部水液，至本穴后，由本穴的地部孔隙从地之天部流入地之地部，并由此得名。次髎穴位于人体的骶部，当髂后上棘内下方，适对第2骶后孔处。对于痛经、疝气、月经不调、带下等有很好的疗效。在实际运用此穴的时候，可以用手掌在此穴所在的部位进行来回摩擦，直到热感透过皮肤为佳。

3. 睛明穴与近视

都说眼睛是心灵的窗户，而近视就像给这扇窗蒙上了一层雾。现在近视的人越来越多，尤其是年轻一代。图书、网络、电视、游戏机等渐渐成了人们生活的重要组成部分，近视也就肆无忌惮地蔓延开来。兵来将挡水来土掩，晴明穴就是这里的"土"与"将"。

晴明穴，又称泪孔穴、泪空穴、泪腔穴，睛，指穴所在部位及穴内气血的主要作用对象为眼睛。明，光明之意。"晴明"之意即指眼睛接受膀胱经的气血而变得光明。本穴位于面部，目内眦角稍上方凹陷处，是太阳穴膀胱经的第一穴，膀胱经之血由本穴提供于眼睛，眼睛受血而能视，变得明亮清澈，所以称之为"晴明穴"。对于经常用眼的人，只要简单地按摩1~2分钟，就可以明显缓解眼部疲劳。如果配球后穴、光明穴，还可以治疗视目不明。

◆ 手少阳三焦经，养耳更养神

三焦经是手少阳三焦经的简称。本经一侧有13个穴位分布在上肢背面，10个穴分布在颈部，耳翼后缘，眉毛外端。首穴关冲，末穴丝竹空。本经主治热病、头面五官病证和本经经脉所过部位的病证，如耳聋、耳鸣、头痛、目赤肿痛、颊肿、水肿、小便不利、遗尿以及肩臂外侧疼痛等证。

1. 支沟穴与耳聋、耳鸣

《黄帝内经》云："精脱者，耳聋。" 精脱，代表体内的精华都没有了，可见耳聋病是很严重的。支沟穴在前臂背侧，当阳池与肘尖的连线上，腕背横纹上3寸，尺骨与桡骨之间。耳聋、耳鸣，本身是一个较为复杂的病。大量的临床发现，耳聋、耳鸣主要由三焦经以及肾经异常所致。几乎可以说，耳朵有问题的人，三焦经都是有问题的。

支沟穴，支，即树枝的分叉。沟，即沟渠。该穴名意指三焦

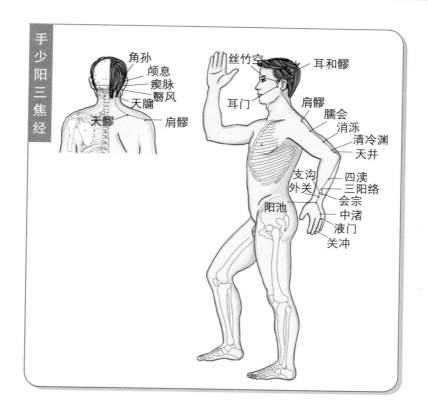

手少阳三焦经

角孙
颅息
瘈脉
翳风
天牖
天髎
肩髎

丝竹空
耳门
耳和髎
肩髎
臑会
消泺
清冷渊
天井
支沟
外关
四渎
三阳络
会宗
中渚
液门
关冲
阳池

经气血在此处吸热扩散。本穴物质为外关穴传来的阳热之气，水湿较少，至本穴后又因进一步的吸热而胀散为高压之气。此气按其自身的阳热特性循三焦经经脉渠道向上、向外而行，扩散之气亦如树之分叉，所以得其名。该穴位于人体的前臂背侧，在阳池穴与肘尖的连线上，腕背横纹上3寸，尺骨与桡骨之间。

2.翳风穴与慵懒、倦怠

翳风穴，翳，用羽毛做的华盖，为遮蔽之物，意指穴内物质为天部的卫外阳气。风，穴内之气为风行之状也。卫外阳气由本穴以风气的形式输向头之各部。此穴位于人体的头部侧面，耳垂后遮住之处（当耳后乳突与下颌角之间的凹陷处）。现代人吃得比过去好了，尽管广告还在整天说身体需要补这个还缺那个的，

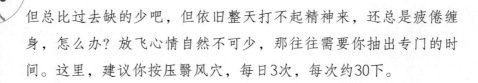

但总比过去缺的少吧，但依旧整天打不起精神来，还总是疲倦缠身，怎么办？放飞心情自然不可少，那往往需要你抽出专门的时间。这里，建议你按压翳风穴，每日3次，每次约30下。